W0039895

Felix Rockmann

Taschenbuch Monitoring Intensivmedizin

2. Auflage

 Medizinisch Wissenschaftliche Verlagsgesellschaft

Der Autor

Dr. Felix Rockmann
Notfallzentrum
Krankenhaus Barmherzige Brüder Regensburg
Prüfeninger Straße 86
93049 Regensburg

Mit einem Beitrag von

Dr. med. Sylvia Siebig
Klinik und Poliklinik für Innere Medizin I
Universitätsklinikum Regensburg
Franz-Josef-Strauss-Allee 11
93053 Regensburg

MWV Medizinisch Wissenschaftliche Verlagsgesellschaft mbH & Co. KG
Zimmerstraße 11
10969 Berlin
www.mwv-berlin.de

ISBN 978-3-941468-56-6

Bibliografische Information der Deutschen Nationalbibliothek
Die Deutsche Nationalbibliothek verzeichnet diese Publikation in der Deutschen Nationalbibliografie;
detaillierte bibliografische Informationen sind im Internet über http://dnb.d-nb.de abrufbar.

Produkt-/Projektmanagement: Frauke Budig, Berlin
Lektorat: Monika Laut-Zimmermann, Berlin
Layout & Satz: eScriptum GmbH & Co KG – Publishing Services, Berlin
Printed in Germany.

Zuschriften und Kritik an:
MWV Medizinisch Wissenschaftliche Verlagsgesellschaft mbH & Co. KG, Zimmerstr. 11, 10969 Berlin,
lektorat@mwv-berlin.de

Vorwort zur 1. Auflage

Die Erfahrung hat gezeigt, dass die Konfrontation mit einer Unmenge an Geräten und Zahlen unter jungen Assistenzärztinnen und Assistenzärzten auf der Intensivstation den Bedarf nach einer kurzen, überblicksartigen Einführung in das Monitoring in der Intensivmedizin weckt.

Auf dieser Grundlage wurde ein Werk geschaffen, das für den Anfänger auf der Intensivstation bestimmt ist und einfache, praxisnahe Antworten auf Fragen rund um die intensivmedizinische Überwachung der Patienten gibt. Dabei kann nicht jeder wissenschaftliche Aspekt berücksichtigt werden, weshalb dieses Buch auch keinen Anspruch auf Vollständigkeit erhebt. Im Gegensatz zum erfahrenen Intensivmediziner, der möglicherweise unzulässige Vereinfachungen oder Ungenauigkeiten aufdecken wird, kann der Einsteiger eventuelle Unsicherheiten und vermeintlich „banale" Probleme mithilfe dieses Buches überwinden. Gleichzeitig soll das Werk bei jungen Intensivmedizinern das Interesse nach weiterführenden Informationen wecken.

Ausdrücklicher Dank gebührt meinen klinischen Lehrern, allen voran Herrn Prof. Dr. Jürgen Schölmerich, Direktor der Klinik und Poliklinik für Innere Medizin I am Universitätsklinikum Regensburg, der meine Begeisterung für die Innere Medizin weckte und mich lehrte, dass das Feld der Intensivmedizin durchaus über das Monitoring hinausgeht. Weiterhin Herrn Privatdozent Dr. Michael Reng, Chefarzt der Inneren Medizin, Kreiskrankenhaus Bogen. Er hat mir Intensivmedizin mit Herz beigebracht, ihm verdanke ich nahezu meine gesamte Laufbahn. Außerdem Frau Dr. Imogen Mitchell, The Canberra Hospital, Canberra, Australien, vor deren Wissen ich mich noch heute verneige. Zudem danke ich den vielen Kollegen, Ärzten und dem Pflegepersonal auf allen Intensivstationen, die für mich eine besondere Spezies im Medizinbetrieb darstellen, manchmal eigenwillig, aber immer mit Herz und von vollstem Engagement für den kritisch kranken Patienten bewegt.

Besonderer Dank gilt auch meinem Verleger, Herrn Dr. Thomas Hopfe, und dem Verlagsteam, deren unbedingte Unterstützung und Motivation ich während der Entstehungszeit des Buches sehr geschätzt habe.

Regensburg, Mai 2010
Felix Rockmann

Inhalt

I

Basiswissen

1 Erfassung und Verarbeitung biologischer Signale

Das Monitoring eines Patienten, sei es im Krankenhaus, in der Praxis oder beim Hausbesuch/Notarzteinsatz stützt sich neben der Anamnese auf die körperliche Untersuchung. Diese körperliche Untersuchung kann als die einfachste Art der Erfassung biologischer Signale gedeutet werden. Wie selbstverständlich werden hierzu bereits Hilfsmittel wie das Stethoskop benutzt. Bei der elektronischen Erfassung von biologischen Signalen wird das eigentliche Signal primär in eine Spannungs-, Strom-, Ladungs- oder Widerstandsänderung übersetzt, verstärkt, prozessiert und dann in geeigneter Weise ausgegeben. Die einzelnen Schritte sind potentiell fehleranfällig und müssen technisch unter gesetzlichen Bestimmungen (Medizinproduktegesetz, DIN- und EU-Normen etc.) regelmäßig kontrolliert und geprüft werden. Sie entziehen sich somit der direkten Kontrolle durch den medizinischen Anwender. In den einzelnen Kapiteln dieses Buches wird immer wieder auf spezifische praktische Probleme bei der Erfassung und Interpretation von Messsignalen eingegangen, so dass in diesem Kapitel allgemeine Probleme vor allem der Erfassung von Signalen erläutert werden sollen. Bei der Erfassung sind es meist Probleme direkt am Patienten bzw. beim Weitertransport des Signals zum Monitor, bei der Verarbeitung spielen vor allem die Unterscheidung zwischen Artefakt und tatsächlich vorliegender Störung die größte Rolle.

1.1 Probleme bei der Erfassung biologischer Signale

In der Praxis sind Probleme bei der Erfassung von Signalen vor allem im Bereich der Intensivmedizin alltäglich. Die korrekte Ableitung eines EKG-Signals bei schwitzendem/frierendem Patienten, nichtinvasive Blutdruckmessung bei zu kleiner/zu großer Manschette, bzw. sehr niedrigem Blutdruck und die Erfassung der korrekten peripheren Hämoglobinsauerstoffsättigung sind die wohl bekanntesten klinischen Probleme. Hierzu muss man die Signalerfassung der einzelnen Systeme kennen, welche hier nur angeschnitten werden können. Um dies an Hand eines Beispiels zu erläutern sei auf die unterschiedliche Signalerfassung bei der Messung der Sauerstoffsättigung verwiesen (vgl. Kap. I 4.3 und Abb. 1). Ein Sensor, der für die Durchleuchtungsmessung konstruiert ist, kann bei der Streulichtmessung kein adäquates Signal aufzeichnen. Da es für jedes Messverfahren und jede Messung unterschiedliche Probleme sowohl technischer als auch anwendungsbezogener und nicht zuletzt auch patientenbezogener Art gibt, ist in jedem Kapitel ein eigener Punkt eingefügt, der sich mit Fehler-(Behebungs-)Möglichkeiten beschäftigt.

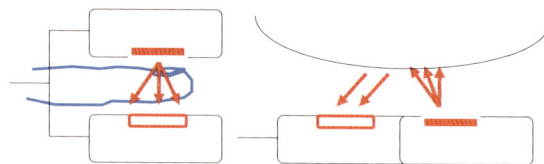

Abb. 1 Unterschiedliche Signalerfassung bei verschiedenen Oxymetern: Wird der Fingersensor (linker Sensortyp) am Kopf (rechts) eingesetzt, kann die Durchleuchtungsmessung nicht korrekt funktionieren. Dies ist ein typisches Beispiel von Problemen bei der Erfassung biologischer Signale.

1.2 Probleme bei der Verarbeitung biologischer Signale

Wie bereits oben erwähnt, ist es die Unterscheidung zwischen Artefakt und tatsächlicher Veränderung des Systems und der damit (nicht-)auszulösende Alarm, der hier klinisch relevant ist. Bei der Artefakterkennung gibt es eine Reihe von Forschungsvorhaben, die bereits zu einer deutlichen Verbesserung z. B. der Sättigungsmessung bei bestimmten Geräten geführt hat. Hierbei werden die erhobenen Signale durch verschiedene Filter gebündelt und fokussiert, so dass auch bei schlechter primärer Signalqualität eine adäquate Anzeige erreicht werden kann. Weiterhin sind physikalische Probleme sehr häufig für eine schlechte Signalqualität verantwortlich: Kabelbruch, verfettete oder verschmutzte Kontakte, Rost, Flüssigkeiten im Stecksystem, verbogene Kontakte, Biofilme von Bakterien sind in diesem Zusammenhang erwähnenswert. Auch eine regelmäßige Eichung der Geräte und deren Dokumentation (s. Abb. 2), welche in der Regel durch die Medizintechnik durchgeführt wird, muss auf allen verwendeten Medizingeräten vorhanden sein.

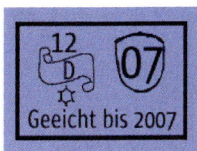

Abb. 2   Offizielles Eichzeichen nach Maßgabe der physikalisch technischen Bundesanstalt
(Physikalisch Technische Bundesanstalt, 2009)

Das Hauptproblem des klinischen Alltages ist jedoch, dass es zurzeit noch keine anerkannten Verfahren in Monitoren gibt, die eine „intelligente" Fehlererfassung erlauben und danach die akustischen/visuellen Alarme steuern. In allen Monitoren werden einzelne vom Nutzer zu definierende Alarme genutzt, die einen starren Wert als Ober/Untergrenze nutzen. Daher sollte für jede Abteilung ein fester Standard zur Einstellung von Alarmgrenzen entwickelt werden, um die Belastung des Personals durch unnötige Alarme einerseits zu minimieren, die Patientensicherheit andererseits jedoch nicht zu kompromittieren.

Weiterführende Literatur

R. Kramme (Hrsg.) Medizintechnik: Verfahren – Systeme – Informationsverarbeitung. 3. Auflage. 2007, Springer.

Aktuelle Webseiten

Physikalisch Technische Bundesanstalt. Kennzeichnung von Messgeräten, Braunschweig, 2009, last accessed 10.04.2010, http://www.ptb.de/de/org/q/q3/q31/data/nat-Stempel de.pdf
Medizinproduktegesetz. http://www.gesetze-im-internet.de/mpg/index.html,
(als PDF: http://www.gesetze-im-internet.de/bundesrecht/mpg/gesamt.pdf)
Medizinproduktebetreiberverordnung: http://www.gesetze-im-internet.de/mpbetreibv/index.html
(als PDF: http://www.gesetze-im-internet.de/bundesrecht/mpbetreibv/gesamt.pdf)

2   Katheter: Arten und Materialien

Die meisten invasiven Messverfahren sind nur mit liegenden intravasalen Kathetern (sei es arteriell oder venös) möglich. Daher soll hier auf einige Besonderheiten bei der Auswahl und Anlage im Allgemeinen eingegangen werden. Spezielle Bemerkungen finden sich im Kapitel zur Pulmonalarterienkathetermessung, invasiven Blutdruckmessung sowie bei der Diskussion des PiCCO®-Systems.

2.1   Zentral venöse Katheter

Zentrale venöse Katheter sind mit bis fünf Lumen erhältlich (s. Abb. 3). Dabei fließen die einzelnen Lumen innerhalb des Katheters nicht zusammen, sondern bleiben bis zur Spitze des Katheters isoliert.

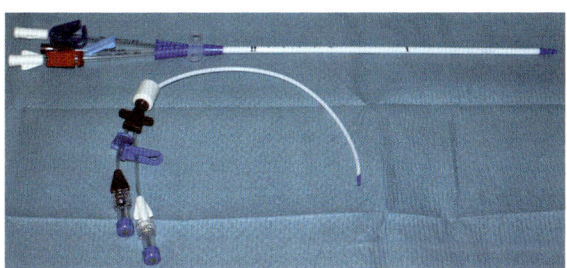

Abb. 3   Zentralvenöse Katheter

Infektionsprophylaxe

Die Anlage eines ZVK erfolgt unter sterilen Bedingungen, insbesondere sind steriler Kittel, Mundschutz und sterile Handschuhe zu fordern.

In großer Diskussion ist der Nutzen von imprägnierten Kathetern. Hier werden von der Industrie unterschiedlichste Modelle angeboten, am häufigsten sind Silber- oder Platinüberzüge, ebenso wie Antiseptika wie Chlorhexidin. Aber auch Antibiotika (Rifampicin ua.), sowie Heparin-überzogene Katheter sind erhältlich. Da die meisten Blutstrominfektionen auf der Intensivstation von Katheterinfektionen ausgehen, gibt es eine große Anzahl von Studien, die sich mit der Effektivität dieser Methodik auseinandersetzen. Eine abschließende Empfehlung für oder gegen diese Art von Katheter kann bei entgegengesetzten Ergebnissen zweier aktueller Metaanalysen nicht gegeben werden. Einen klaren Vorteil (auch im ökonomischen Sinne) scheint es bei immungeschwächten Patienten zu geben, die den Katheter für einen definierten Zeitraum von ein bis drei Wochen (z. B. zur Gabe einer Chemotherapie) benötigen. Der Ort der Katheteranlage (femoral, sublaviculär oder jugulär) spielt bei der geplanten Anlage in Hinblick auf Infektionen keine Rolle, wenn obige Kriterien (erfahrener Arzt, gewährleistete Sterilität, keine Notfallanlage und ultraschallgesteuerte Punktion) erfüllt sind. Grundsätzlich ist jedoch der Zugang über die V. subclavia und V. jugularis dem Zugang in die V. femoralis aufgrund praktischer Vorteile vorzuziehen.

Bei Patienten, die zentrale Zugänge für längere Zeit benötigen und bei denen eine Portanlage nicht in Frage kommt/gewünscht ist, sollte immer ein **getunnelter Zugang** gewählt werden. Dieser ist dem Standard-ZVK in der Infektionshäufigkeit deutlich überlegen.

Die Anlage des Katheters sollte unter **Ultraschallkontrolle** erfolgen, diese kann nachweislich die Komplikationsrate deutlich senken.

Die praktischen Hinweise zur Infektionsprophylaxe sind wie folgt zusammengefasst:

Infektionsgefahr

- Je weniger Lumen, desto besser, insbesondere ab 4 Lumen deutlicher Anstieg der Infektionsrate
- Infektionsrate prinzipiell unabhängig vom Katheterort (femoral, sublavia, jugulär) bei geplanter Anlage unter maximal sterilen Bedingungen.
- Anlage unter Ultraschallkontrolle!
- Je eher der Katheter gezogen wird, desto besser!
- Bei immunsupprimierten Patienten erscheint die Nutzung von antimikrobiell behandelten Kathetern sinnvoll und gerechtfertigt.

2.2 Arterielle Katheter

Arterielle Katheter werden ebenso wie venöse Katheter unter sterilen Bedingungen angelegt. Im Gegensatz zu venösen Kathetern wird hier in der Regel keine ultraschallgesteuerte Technik angewendet, sondern die **Punktion unter Tasten des arteriellen Pulses** ausgeführt.

Praktisch auffällig sind bei der Verwendung arterieller Katheter die unterschiedlichen **Seldinger-Drähte**. So ist der erst kürzlich geänderte Seldinger-Draht des PiCCO-Systems erheblich knickresistenter als frühere Modelle, hingegen sind die Standardsysteme des femoralen Zuganges sehr robust. Bei der Anlage eines radialen arteriellen Zuganges wird häufig auch eine 20 G periphere Verweilkanüle in Direktpunktionstechnik benutzt. Zu beachten ist jedoch, dass diese Verweilkanülen primär nicht für diese Indikation entwickelt wurden und es keine Möglichkeit zur Nahtfixation gibt.

Die Infektionsrate arterieller Katheter ist deutlich geringer und spielt im klinischen Alltag eher eine untergeordnete Rolle. Die Indikation zum Wechsel eines arteriellen Zuganges ergibt sich durch fehlerhafte Messergebnisse z. B. durch Dämpfung etc. Details hierzu werden in Kapitel I 5.3 bei der invasiven Blutdruckmessung erläutert.

Literatur

S. Carrer, A. Bocchi, M. Bortolotti, N. Braga, G. Gilli, M. Candini, S. Tartari, Effect of different sterile barrier precautions and central venous catheter dressing on the skin colonization around the insertion site. Minerva Anestesiol, 2005. 71(5): p. 197–206.

J. C. Hockenhull, K. Dwan, A. Boland, G. Smith, A. Bagust, Y. Dundar, C. Gamble, C. McLeod, T. Walley, R. Dickson, The clinical effectiveness and cost-effectiveness of central venous catheters treated with anti-infective agents in preventing bloodstream infections: a systematic review and economic evaluation. Health Technol Assess, 2008. 12(12): p. iii-iv, xi-xii, 1–154.

B. S. Niel-Weise, T. Stijnen, P. J. van den Broek, Anti-infective-treated central venous catheters for total parenteral nutrition or chemotherapy: a systematic review. J Hosp Infect, 2008. 69(2): p. 114–23.

A. G. Randolph, D. J. Cook, C. A. Gonzales, C. G. Pribble, Ultrasound guidance for placement of central venous catheters: a meta-analysis of the literature. Crit Care Med, 1996. 24(12): p. 2053–8.

J. B. Weir, New methods for calculating metabolic rate with special reference to protein metabolism. J Physiol, 1949. 109(1–2): p. 1–9.

Aktuelle Webseiten

Video der Anlage eines zentralen Zuganges: http://content.nejm.org/cgi/content/short/356/21/e21
Video der Anlage eines arteriellen Zuganges:
    http://content.nejm.org/cgi/content/video_preview/354/15/e13

3   Wichtige physiologische Grundlagen

Das Ziel aller hämodynamischer Parameterbestimmungen ist die Erfassung der Sauerstoffversorgung aller Zielgewebe des menschlichen Körpers. Da dieser Weg sehr komplex ist und es an vielen Stellen zu Beeinflussungen kommt, werden im Folgenden einzelne, gerade für das klinische Verständnis der Nutzung bestimmter Monitoringverfahren relevante Informationen aus der (Patho-)Physiologie nochmals zusammengestellt.

In diesem Kapitel wird insbesondere auf die kardiale Funktion, die Funktion der Gefäße und die des Blutes, sowie in geringerem Maße auch der Lunge eingegangen. Hierin liegen die Determinanten der oben genannten Sauerstoffversorgung des Gewebes.

3.1   Das Herz

Die wichtigsten zu monitorenden Funktionen des Herzens, die Herzfrequenz und das Schlagvolumen, ergeben die zentrale Zielgröße für den Sauerstofftransport, das Herzzeitvolumen. Ist die Herzfrequenz einfach zu bestimmen (über Puls oder EKG- Elektroden), so liegt die Schwierigkeit bei der **HZV-Bestimmung** auf der Messung des Schlagvolumens. Hierzu werden unterschiedlichste Verfahren (s. Kap. II 1) verwendet, die entweder auf einer Thermo- oder Farbdilution, dem Fick'schen Gesetz, oder direkten Messmethoden wie der Echokardiographie bzw. Dopplerbestimmungen oder Impedanzmessungen basieren.

Beeinflusst wird das Schlagvolumen durch die Vorlast (und damit die Dehnung vor allem der Ventrikel), die Schlagkraft (Inotropie) und die Nachlast. Hier liegt auch die klinische Beeinflussbarkeit insbesondere durch positiv inotrope Substanzen (Adrenalin, Digitalis, Ca-Sensitizer etc.) und die entsprechende Füllung der Ventrikel, durch die adäquate Volumentherapie als auch durch evtl. Rhythmisierung der Vorhöfe oder Behebung von Klappenvitien.

Insbesondere die adäquate **Flüssigkeitstherapie**, die unter dem Begriff **Vorlast** („Preload") zusammengefasst wird, ist ein entscheidender Baustein des Managements des kritisch kranken Patienten und damit natürlich auch besonderes Ziel des Monitorings. Grundlage für die besondere Volumenreagibiltät des Herzens ist der Frank-Starling Mechanismus:

Er beschreibt die Zunahme des Schlagvolumens bei zunehmender (Vor-)füllung der Herzhöhlen in bestimmten Grenzen.

Durch Dehnung der Muskelwand des Herzens kommt es zu einer optimalen Überlagerung der Sarkolemm-Anteile und damit zu einer besseren Kraftentfaltung. Dies nimmt jedoch bei zunehmender Dehnung wieder ab, da sich die Aktiv-Myosinfilamente dann nur noch teilweise überlappen (s. Abb. 4). Ziel ist die optimale Überlagerung zu finden, bis heute ist hierzu jedoch kein Monitoringverfahren in der Lage, dies direkt darzustellen. Auch im Vergleich der Techniken der verschiedenen Monitoringverfahren ist immer die Frage nach dem eigentlichen Goldstandard zu stellen.

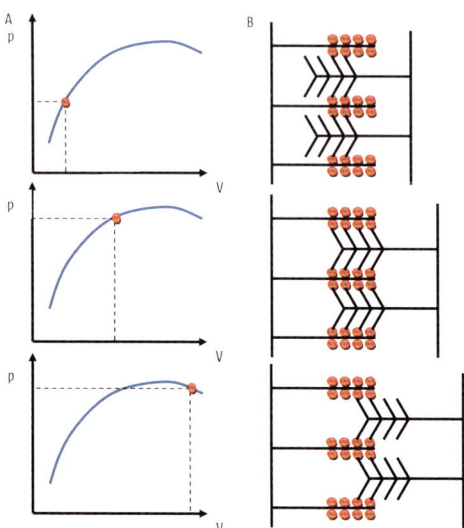

Abb. 4   Zusammenhang zwischen Vorlast und Schlagvolumen im Druck-Volumen-Diagramm (A) und im mikroskopischen Bereich (B)

Hier muss zwischen einer statischen und einer dynamischen Untersuchung unterschieden werden. Bei der statischen Untersuchung erscheint die direkte Visualisierung mittels Echokardiographie als der Goldstandard, in der dynamischen Messung (also der Entwicklung des Schlagvolumens über die Zeit) kann ein einzelnes Verfahren nicht als Goldstandard benannt werden.

Die Beeinflussung der Inotropie, also der Kraftentwicklung während der systolischen Kontraktion, wird in vielen Lehrbüchern und Veröffentlichungen ausreichend beschrieben. Zusammengefasst ist es vor allem der Einsatz verschiedenster Medikamente, die diesen Parameter akut direkt beeinflussen können.

3.2 Der Blutdruck

Über den Blutdruck per se, die Einzelheiten der Entstehung und der Aufrechterhaltung kann in jedem Physiologiebuch in großer Detailtreue nachgelesen werden. In diesem Abschnitt sollen die zentralen Punkte, die ja Grundlage des Monitorings sind, zusammengefasst werden:

Der Blutdruck (sowohl arteriell als auch pulmonal) fasst klinisch die Nachlast des Herzens also den Druck zusammen, der schließlich die Organperfusion gewährleistet. Hierbei sei zunächst erneut das Dilemma Druck vs. Volumen erwähnt, das in folgenden Kapiteln immer wieder thematisiert wird: Relativ einfach zu messen ist der Blutdruck, relevant für die Versorgung der Organe ist aber das transportierte (Blut-)Volumen (und damit der O_2).

3.2.1 Wie hängt also der Blutdruck mit dem transportierten Blutvolumen zusammen?

Zunächst betrachtet man (zur Vereinfachung) nur den Blutdruck in der Aorta bzw. in den großen arteriellen Gefäßen, in denen auch die invasive Blutdruckmessung stattfindet. Diese Gefäße stellen durch den Aufbau der Gefäßwand und ihre (beschränkte) Dehnbarkeit einen gewissen Widerstand dar, der dem Blutvolumen in der Austreibungsphase der Systole entgegensteht. Erneut (vereinfacht) zusammengefasst ist dies der systemvaskuläre Widerstand (SVR). Durch diesen Widerstand wird die Ausschüttung des Herzzeitvolumens begrenzt und ein Druck aufgebaut. Die dabei freigesetzte Energie wird durch die elastischen Fasern der Arterienwand gespeichert und sichert somit die Aufrechterhaltung eines (diastolischen) Druckes auch in der Füllungsphase des Herzens. Was hat dies aber mit dem Blutdruck zu tun? Der Gefäßtonus (sieht man von medikamentösen Eingriffen ab) ändert sich physiologisch nur in sehr geringem Maße (in kurzer Zeit), dadurch lässt sich nach dem Ohmschen Gesetz der Zusammenhang zwischen Blutdruck und Herzzeitvolumen (und das ist die eigentliche Frage) auch wie folgt formulieren (vgl. hierzu auch die physiologischen Bemerkungen in Kapitel II 1):

$$SVR = \frac{(MAP - ZVD) \times 80}{HZV}$$

oder umformuliert:

$$HZV = \frac{(MAP - ZVD) \times 80}{SVR}$$

Da der ZVD in der Regel sehr niedrig ist, kann man ihn vernachlässigen und so bleibt:

$$HZV \sim \frac{1}{SVR} \times MAP$$

Und somit kann man bei einer Steigerung des Blutdruckes auch von einer Steigerung des HZV ausgehen.

> Dies natürlich nur in physiologischen Grenzen, speziell bei medikamentösen Therapien, z. B. mit Noradrenalin ändert sich auch der SVR und damit ist der Quotient *nicht* mehr konstant!

3.2.2 Und der kleine Kreislauf?

Im kleinen Kreislauf ist die Ausgangslage etwas einfacher: Im Gegensatz zum großen Kreislauf, in dem einzelne Organe (Stichwort: Hirndurchblutung, vgl. Kap. II 13) den Mitteldruck (und damit die Durchblutung) durch Veränderungen des Widerstandes nahezu autonom regeln können, ist das Ziel des Körpers, den pulmonalen Blutdruck möglichst gering zu halten, um das rechte Herz nur wenig zu belasten (hier muss das gleiche Blutvolumen letztendlich durch weniger als ein Zehntel der Querschnittsfläche verglichen mit dem großen Kreislauf gepumpt werden). Aber auch hier seien einige physiologische Gegebenheiten erwähnt: Die Durchblutung der Lunge wird durch die Schwerkraft erheblich beeinflusst (drei WEST-Zonen der Lungendurchblutung), weiterhin kommt es sowohl physiologisch als auch pathophysiologisch verstärkt zu einer Konstriktion (und damit Widerstandserhöhung) bestimmter (kranker) Lungenanteile, bei denen eine Belüftung nicht oder fast nicht erfolgt (Euler-Liljenstrand-Effekt). Diese Druckerhöhung kann in der Lunge durch Kapazitätsgefäße, die einen Shunt zwischen Lungenarterien und Lungenvenen darstellen z. T. aufgefangen werden, was allerdings auf Kosten der Oxygenierung erfolgt. Somit ist die Überwachung (und Behandlung) akut auftretender erhöhter Drücke im pulmonalen Kreislauf für die Verbesserung des Körperkreislaufes ebenfalls von zentraler Bedeutung. Und umgekehrt hat eine Erhöhung des HZV durch die Volumenerhöhung eine Drucksteigerung im pulmonalen Kreislauf zur Folge.

4 Basismonitoring

Die Messung der Herzfrequenz (nicht zu verwechseln mit der Pulsfrequenz) und die Messung der Atemfrequenz sind Basismonitoringverfahren, die bei jedem kritisch kranken Patienten durchzuführen sind. Bei der Herzfrequenzmessung sind sowohl Frequenzkontrolle als auch die Rhythmuskontrolle entscheidend, hier kommt es ebenso wie bei der Atmungsüberwachung zu häufigen Artefaktalarmen. Daher spielen hier die Grenzeinstellung und die genutzte Filtereinstellung der Monitore eine große Rolle in der Alarmgenauigkeit. Die Sättigungsmessung inklusive Pulskontrolle kann heute ebenfalls als erweitertes Basismonitoring angesehen werden und wird daher in diesem Abschnitt mit behandelt.

4.1 Herzfrequenz und -rhythmus (HF)

Indikation	Bei allen kritisch kranken Patienten
Bewertung	Erster Faktor des Herzzeitvolumens, Aussagen über Erregungsstörungen
Messtechnik	Die Gesamtspannung bei der Erregungsausbreitung im Herzen wird als Summenvektor an der Oberfläche abgeleitet
Durchführung	Befestigung von 3 bis 5 Elektroden und Anschluss an den Monitor

Interpretation	Messung der RR-Intervalle und Bestimmung der Herzfrequenz und unterstützte Rhythmusdiagnose
Fehler	Vor allem Bewegungsartefakte sowie Niedervoltage bei nicht korrekt geklebten Elektroden, schlechtem Kontakt und/oder ausgeprägter Adipositas

4.1.1 Indikation

Alle Patienten, die kritisch krank sind, müssen bezüglich der Herzfrequenz überwacht werden. Weiterhin sollen alle Patienten „at risk", also mit bekannten malignen Rhythmusstörungen, mit bekannten kardialen Risikofaktoren (KHK, Klappendefekt, Synkope etc.) sowie Patienten mit Erkrankungen, die das Kreislaufsystem betreffen, soweit möglich kontinuierlich überwacht werden. Ausnahmen sind Patienten mit implantierten ICD-Einheiten, die klinisch gut überwacht werden. Diese können bei stabilem klinischen Zustand und Beschwerdefreiheit ggf. vorübergehend auch ohne (externes) Herzfrequenzmonitoring bleiben, da hier eine „interne" EKG-Überwachung gegeben ist, die bei Ereignissen ausgelesen werden kann.

4.1.2 Bewertung

Die Bewertung dieses Monitorverfahrens ist kurz zusammengefasst: Es ist nahezu unerlässlich bei allen kritisch kranken Patienten und muss regelhaft durchgeführt werden. Eine adäquate Einstellung der Alarme bzw. die Auswertung der Aufzeichnung erbringt den tatsächlichen Nutzen für die Behandlung des Patienten. Sie muss individuell angepasst werden.

4.1.3 Messtechnik

Die Messtechnik ist eine Erfassung der Oberflächenspannungen an verschiedenen Punkten des Thorax/der Extremitäten durch Elektroden im Zeitverlauf. Diese werden als positive/negative Ausschläge auf dem Monitor dargestellt. Wichtig ist die adäquate Einstellung der im Monitor implementierten Filter zur Artefaktverminderung.

4.1.4 Durchführung

Die Elektroden werden bei einer 5-Elektroden-EKG-Ableitung (die häufigste in den modernen Intensivstationen) wie folgt angelegt (vgl. Abb. 5):

- Die peripheren Elektroden werden am oberen und unteren Thorax- und Abdomenrand (rot, gelb, weiß und schwarz) zur Ableitung der peripheren Ableitungen (Goldberger und Einthoven, I–III und avR, avL und avF) positioniert und eine Brustwandableitung (grün, in der Regel V1 zur optimierten Arrhythmieerkennung und V5 zur ST-Streckenüberwachung) angelegt.

- Die wichtigste weitere Prozedur bei der kontinuierlichen EKG-Ableitung ist die Auswahl des Filters der angezeigten Ableitungen direkt am Monitor. Dies ergibt sich aus der klinischen Situation.

- Beim nicht-kardiologischen Patienten erfolgt die Auswahl zweckmäßigerweise so, dass die Ableitung gewählt wird, die die beste Differenzierung der einzelnen EKG-Anteile zulässt (P-Welle, QRS-Komplex und T-Welle). Zur Arrhythmieüberwachung und ST-Segmentkontrolle siehe unten.

Die kontinuierliche 12-Kanal-EKG Überwachung ist mit den modernen Monitoren heute als Add-In ebenfalls möglich, hat sich in der Praxis aber außer in Einzelfällen nicht durchgesetzt.

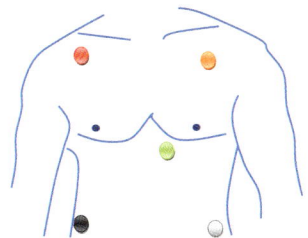

Die Ableitung eines 3-Kanal-EKGs erlaubt einzig die Herzfrequenzanalyse und einfache Rhythmuskontrolle, hier ist keine ST-Auswertung möglich. Die Elektrodenanlage er

Abb. 5   Bei der Verwendung der 5-Elektroden wird die 5. Elektrode (grün) in der Regel über V1 positioniert, um Arrhythmien zu detektieren. Bei ST-Linienveränderungen erfolgt die Plazierung über V5.

folgt entsprechend dem obigen Beispiel (vgl. Abb. 5 ohne die weiße und schwarze Elektrode).

4.1.5   Interpretation und Fehler

Die Interpretation des EKGs erfolgt nach den allgemeinen Regeln. Im speziellen Setting des oben genannten „5-Kanal-EKGs" ist insbesondere im Intensivbereich auf eine adäquate Amplitudenaussteuerung zu achten, die, im Gegensatz zum Standard 12-Kanal-EKGs nahezu frei modifizierbar (und damit nicht standardisiert) ist, um eine „Niedervoltage" und damit Fehleranfälligkeit zu vermeiden. Ebenfalls möglich ist bei bestimmten Ableitungen eine überproportional vergrößerte T-Welle als Grund für eine falsch hohe

Herzfrequenz (der Monitor interpretiert die T-Welle als weitere R-Zacke), daher ist im Zweifel eine Pulskontrolle (halber Pulsschlag im Vergleich zur angezeigten Herzfrequenz) durchzuführen.

Eine (Bewegungs-)Artefaktkontrolle bei „hoher" Herzfrequenz ist obligat und der häufigste Monitorfehlalarm.

4.1.6   Besondere Messungen: Arrhythmie- und ST-Streckenüberwachung

Arrhythmieüberwachung

Die meisten Monitore bieten eine automatische Arrhythmieüberwachung, d. h. sie alarmieren nicht nur bei Über- oder Unterschreitung einer Herzfrequenz, sondern auch bei bestimmten Rhythmusstörungen. Hier lassen sich je nach Hersteller meist eine ganze Reihe bekannter Störungen auswählen, die angezeigt werden sollen: vom AV-Block über Salven und supraventrikulären Tachykardien bis hin zur Asystolie und ventrikulären Tachykardie. Häufig wird auch unterschieden, ob es nur zu einer „Registrierung" und Speicherung des Events kommt oder auch zu einer akustischen Alarmausgabe. Hier ist eine sinnvolle Auswahl speziell der akustischen Alarmausgabe sinnvoll. Zu beachten ist, dass es je nach Hersteller unterschiedliche Begrifflichkeiten gibt: mit „Registrierung" wird manchmal auch die Ausgabe der Rhythmusstörung als Rhythmusstreifen auf einem lokalen Drucker bezeichnet.

Die Arrhythmieüberwachung sollte insbesondere bei bekannten Rhythmusstörungen individuell eingestellt werden: Hier sollte eine großzügige Speicherung erfolgen und eine akustische Alarmierung nur bei lebensbedrohlichen Alarmen erfolgen, um die Lärmbelastung auf der Intensivstation zu minimieren. Wichtig ist: Diese Einstellung immer kontrollieren!

ST-Überwachung

Der Nutzen der ST-Streckenüberwachung ist insbesondere beim Notfallpatienten im Bereich der Notaufnahme gut dokumentiert: erreicht man mit dem 12-Kanal-EKG zwar eine hohe Standardisierung und eine bessere Aussagekraft bezüglich ST-Streckenveränderungen, so ist mit der kontinuierlichen Überwachung ein zeitlicher Verlauf und somit eine sich verändernde ST-Strecke (und damit die Ausbildung eines transmuralen Infarktes) gut zu beobachten. Dass dieses Auswirkungen auf die Therapie und die Mortalität hat, ist nachzuvollziehen. Eine Übersicht der allgemeinen Empfehlungen zur Nutzung der ST-Streckenüberwachung ist in Tabelle 1 zusammengefasst (nach Leeper 2003). Merke: bei Alarmierung des Monitors muss ein 12-Kanal-EKG durchgeführt werden.

Tab. 1   Kontinuierliche ST-Streckenüberwachung: Übersicht der gesicherten Indikationen

Patientenkategorie	Dauer der ST-Streckenüberwachung
Patient mit ACS	Akuter NSTEMI oder AP: 24–48 h oder bis 12 h Beschwerdefreiheit
	STEMI: mindestens 6 h nach Intervention, anschließend weitere 24–48 h
Patient mit Thoraxschmerz in der Notaufnahme	bis zur 1. Kontrolle der Herzenzyme (4–8 h nach Vorstellung)
Patienten nach Herzkatheterintervention	bei Patienten mit inkompletter Rekanalisation oder kompliziertem Eingriff 6–12 h postinterventionell
Nach chirurgischen Eingriffen bei KHK-Patienten oder nach herzchirurgischen Eingriffen	24–48 h nach OP-Ende

Jeder Patient mit einer ST-Streckenüberwachung braucht ein 12-Kanal-EKG zu Beginn der Überwachung!

Eine ST-Streckenüberwachung soll immer an einen Alarm gekoppelt sein!

Jeder ST-Streckenalarm muss ein 12-Kanal-EKG nach sich ziehen!

Relevante Literatur

S. Balaji, M. Ellenby, J. McNames, B. Goldstein, Update on intensive care ECG and cardiac event monitoring. Card Electrophysiol Rev, 2002. 6(3): p. 190–5.

B. J. Drew, M. Funk, Practice standards for ECG monitoring in hospital settings: executive summary and guide for implementation. Crit Care Nurs Clin North Am, 2006. 18(2): p. 157–68, ix.

B. J. Drew, R. M. Califf, M. Funk, E. S. Kaufman, M. W. Krucoff, M. M. Laks, P. W. Macfarlane, C. Sommargren, S. Swiryn, G. F. Van Hare, Practice standards for electrocardiographic monitoring in hospital settings: an American Heart Association scientific statement from the Councils on Cardiovascular Nursing, Clinical Cardiology, and Cardiovascular Disease in the Young: endorsed by the International Society of Computerized Electrocardiology and the American Association of Critical-Care Nurses. Circulation, 2004. 110(17): p. 2721–46.

S. A. Flanders, ST-segment monitoring: putting standards into practice. AACN Adv Crit Care, 2007. 18(3): p. 275–84.

J. Graf, E. Roeb, Basismonitoring in der Intensivmedizin–Nutzen und Risiken. Dtsch Med Wochenschr, 2009. 134(1–2): p. 29–34.

B. Leeper, Continuous ST-Segment Monitoring. AACN Clin Issues, 2003. 14(2): p. 145–54.

4.2   Atemfrequenz

Indikation	Alle Patienten mit drohender respiratorischer Insuffizienz, ergänzend zur Sättigungsmessung
Bewertung	Nützliches, aber sehr störanfälliges Verfahren, verursacht viele Alarme und ist daher nur bedingt praxistauglich
Messtechnik	Impedanz Pneumographie ist das meist verbreitete Verfahren zur nicht-invasiven Atemfrequenzmessung
Durchführung	Über die EKG-Elektroden wird die Impedanz vollautomatisch bestimmt
Interpretation	Bei ruhig liegendem Patienten verlässliche Atemfrequenz-Anzeige, vor allem zur Apnoedetektion verwendet
Fehler	Sehr fehleranfällig bei Bewegungen des Patienten

4.2.1   Indikation

Die Messung der Atemfrequenz erfolgt bei allen Patienten mit drohender respiratorischer Insuffizienz, sei es aufgrund einer Hypopnoe bei zerebralen Einschränkungen (vor allem Intoxikationen) als auch bei Tachypnoe (z. B. bei Pneumonie oder Lungenödem).

4.2.2   Bewertung

Die Messung der Atemfrequenz mittels Impedanzpneumographie ist ein etabliertes Verfahren, das jedoch vor allem bei tachypnoischen Patienten aufgrund von Bewegungsartefakten häufig schwierig anzuwenden ist. Zur Überwachung einer Hypopnoe ist das Verfahren jedoch sehr gut geeignet, da hier Bewegungsartefakte aufgrund der meist zentralen Regulationsstörung kaum eine Rolle spielen. Gerade in Zusammenschau mit der Pulsoximetrie gelingt hier eine ausreichende Überwachung der Atmungsfunktion.

4.2.3   Messtechnik

Zur Impedanzmessung und der Bewertung der Messtechnik sei auf das Kapitel II 12.2 verwiesen. Zusammengefasst handelt es sich um ein bereits seit fast hundert Jahren bekanntes Verfahren, das Anfang der 1970er Jahre soweit zur Serienreife entwickelt wurde, dass es heute in jedem Monitor vorhanden ist. Prinzipiell werden die EKG-Elektroden genutzt, um die Impedanzänderung während des Atmens als Kurve sichtbar zu machen. Gezählt wird dann von Amplitudenmaximum zu Amplitudenmaximum (vergleichbar mit der Bestimmung der RR-Intervalle zur HF-Ausmessung).

4.2.4 Durchführung

- Besonderheiten bei der Messungsdurchführung ergeben sich nicht, es werden die EKG-Elektroden genutzt.
- Zu beachten ist, dass die Laufgeschwindigkeit bei den meisten Monitoren für die Atemfrequenzkurve frei wählbar und sinnvollerweise auf ein Minimum (z. B. 6,25 mm/s, also ein Viertel der für das EKG üblichen 25 mm/s) eingestellt werden sollte.

4.2.5 Interpretation und Fehler

Bei der Interpretation sind keine Besonderheiten zu beachten, außer die sichere Identifizierung von relevanten Artefakten im zeitlichen Verlauf und die damit verbundene (nicht) korrekte Bestimmung der Atemfrequenz (vgl. Abb. 6). Die Überwachung der Atemfrequenz sollte bei sehr unruhigen Patienten abgeschaltet bzw. der Alarm deaktiviert werden. Hier muss eine andere Art der Überwachung der respiratorischen Grundfunktionen gefunden werden.

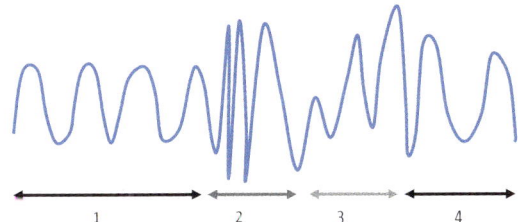

Abb. 6 Typische Respirationskurve: Teil 1 und 4 zeigen einen unauffälligen normalen Verlauf, Teil 2 Artefakt, Teil 3: „Beruhigung" der Kurve nach Bewegungsartefakt

Relevante Literatur

J. J. Freundlich, J. C. Erickson, Electrical impedance pneumography for simple nonrestrictive continuous monitoring of respiratory rate, rhythm and tidal volume for surgical patients. Chest, 1974. 65(2): p. 181–4.

A. Grenvik, S. Ballou, E. McGinley, J. E. Millen, W. L. Cooley, P. Safar, Impedance pneumography. Comparison between chest impedance changes and respiratory volumines in 11 healthy volunteers. Chest, 1972. 62(4): p. 439–43.

J. B. North, S. Jennett, Impedance pneumography for the detection of abnormal breathing patterns associated with brain damage. Lancet, 1972. 2(7770): p. 212–3.

4.3   Pulsoximetrie

Indikation	Alle Erkrankungen mit Einschränkung der Oxygenierung
Bewertung	Einfaches, nichtinvasives, portables Monitoringverfahren. Standard
Messtechnik	Kombination von rotem und infrarotem Licht zur Bestimmung der Absorptionsquotienten von oxygeniertem und nichtoxygeniertem Hämoglobin
Durchführung	Mittels Fingerclip oder Ohrclip, nicht invasiv
Interpretation	Zusammen mit der Hämoglobinkonzentration und physikalischer Messwerte (Temperatur, pH) kann eine direkte Aussage über den Sauerstoffgehalt des Blutes gemacht werden
Fehler	Häufigste Fehlerquellen sind schlechte periphere Durchblutung, Nagellack, schwere Onychomykosen sowie Streulicht und Kohlenmonoxidintoxikationen

4.3.1   Indikation

Die Indikation zur Messung der O_2-Sättigung ist bei allen Patienten mit Beeinträchtigung der respiratorischen Funktion gegeben. Dies gilt insbesondere in der akuten Krankheitsphase im Rahmen einer Anästhesie beim Einsatz zentral wirksamer Sedativa/Narkotika. Weiterhin wird die Pulsoximetrie in der Schlafmedizin bei chronischen respiratorischen Erkrankungen verwendet, hier jedoch nicht kontinuierlich über 24 h, sondern nur während der Schlafphase des Patienten.

4.3.2   Bewertung

Der große Vorteil der Technik ist die einfache Verwendung, es ist ein nichtinvasives Verfahren und erlaubt eine prinzipiell sehr reliable Messung eines zentralen physiologischen Parameters. Sie ist zumindest in Deutschland sowohl im präklinischen als auch klinischen Setting praktisch überall verfügbar. Pulsoximeter sind transportabel als „stand-alone" oder in Standardmonitore integriert.

Wie grundsätzlich bei allen Monitoringverfahren ist auch hier ein eindeutiger Nutzen für den Patienten im Sinne eines klaren Überlebensvorteils beim Gebrauch des Monitorverfahrens nur schwer nachzuweisen. Es gibt große Studien aus der Mitte der neunziger Jahre, die randomisiert den Gebrauch eines Pulsoximeters im OP und auf der Intensivstation verglichen haben und keinen Unterschied in der Mortalität fanden (siehe Literatur am Ende dieses Abschnittes). Gegen die Abschaffung des Monitorverfahrens sind die oben bereits genannten Vorteile und der fehlende Schaden für den

Patienten anzuführen, so dass sich zwar keine signifikanten Verbesserungen der Mortalität, jedoch für den Einzelfall sicher rechtzeitige Warnhinweise und damit Vorteile für die Morbidität ergeben.

4.3.3 Messtechnik

Das Verfahren der Oximetrie beruht auf der unterschiedlichen Absorptionsfähigkeit von Hämoglobin für Licht bestimmter Wellenlänge je nach Oxygenierungszustand. Ist ein Hämoglobinmolekül mit Sauerstoff gesättigt, so absorbiert es (rotes) Licht im Bereich von 660 nm Wellenlänge weniger ausgeprägt als nichtoxygeniertes Hämoglobin (vgl. Abb. 7). Über verschiedene Zwischenschritte kann somit der Anteil von oxygeniertem Blut bestimmt werden. Bei den meisten Pulsoximetern wird gleichzeitig die Pulsfrequenz durch Bestimmung der pulsatilen Änderung der Absorption im Kapillarbett bestimmt.

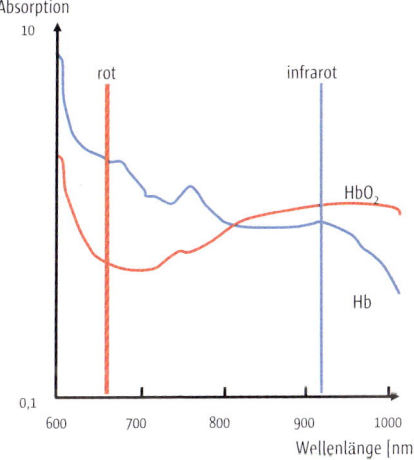

Abb. 7 Prinzip der oximetrischen Sättigungsbestimmung: unterschiedliche Absorption von Licht im (infra-)roten Bereich erlaubt die Unterscheidung von mit Sauerstoff gesättigtem und ungesättigtem Hämoglobin.

Erhebliche Fortschritte wurden in den letzten Jahren bei der Anwendung von Filtern und der Verarbeitung von Sättigungssignalen gemacht. Gerade in sog. „low perfusion states" also bei ausgeprägter Zentralisierung im Rahmen eines Schockes oder der Reanimation kam es immer wieder zu Messunterbrechungen durch den geringen arteriellen Fluss, der primär zur Unterscheidung des venösen vom arteriellen Signal nötig ist (siehe oben).

Die Filter basieren zunächst auf einer analogen oder digitalen Filterung bestimmter Signalfrequenzen, um eine Artefakterkennung (meist hohe kurze

Frequenzstöße) zu detektieren. Weiterhin werden optische Filter zur Reduktion von falsch positiven Werten durch Streulicht eingesetzt.

Bei sehr hohen Störwerten wird der eigentliche Lichtintensitätsquotient, der zur Berechnung der Sauerstoffsättigung dient, fälschlicherweise ersetzt durch einen „Rausch-"quotienten, wobei dieser dann häufig Werte um 80–84 % liefert.

Intelligentere Messsysteme fokussieren sich auf die primäre Erkennung des Rauschsignals (das zum großen Teil durch Bewegung entsteht, welche sich auf die venösen Blutanteile im Finger überträgt). Misst man nicht nur den arteriellen Anteil des Signals sondern auch den venösen Anteil des Signals als „Basisrauschwert", so ist eine bessere Identifizierung des eigentlichen Signals auch während der Bewegung möglich (da man jetzt den venösen Störanteil besser kennt). Dies ermöglicht eine bessere Bearbeitung des Gesamtsignals auch bei Patientenbewegungen. Ebenso werden weitere spezifische Prozessierungsschritte (Bestimmung verschiedener optischer Dichten zu vielen Zeitpunkten) eingebaut, die Dank neuer Prozessortechnik in Echtzeit ablaufen können und somit stabilere Sättigungswertanzeigen auch in extremen klinischen Situationen ermöglichen.

4.3.4 Durchführung

- Die Messung wird in der Regel mittels eines Fingerclips durchgeführt.
- Hier gibt es unterschiedliche technische Ausführungen (vgl. Abb. 8).
- Wird die Messung mit Stand-alone-Geräten durchgeführt und keine Pulswelle abgebildet, so sollte man gerade bei unplausiblen Werten eine manuelle Pulskontrolle durchführen.

> *Nur bei korrekter Pulserfassung kann man auch von einer korrekt gemessenen Sättigung ausgehen.*

Vor allem bei Kunstlicht in bestimmten Umgebungen kann es zu Fehlmessungen bzw. zum Versagen der Messung kommen. Dies passiert im klinischen Alltag z. B. bei der Durchführung einer Kernspintomographie. Hier kommen aufgrund des Magnetfeldes bestimmte Leuchtstoffröhren als Lichter zum Einsatz, die sehr viel Infrarotlicht abstrahlen und dadurch die Messungen stören. Eine Abdeckung der Messsonde kann hier helfen, ein adäquates Signal zu bekommen.

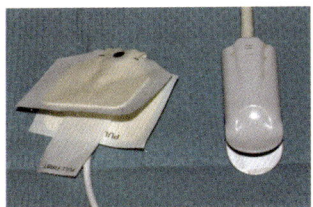

Abb. 8   Verschiedene Modelle der (Puls-)Oximetrie

4.3.5   Interpretation der Parameter

Die Sauerstoffsättigung als Parameter ist prinzipiell selbsterklärend. Jedoch sollte man bei Rückschlüssen auf den Sauerstoffgehalt die verschiedenen Einflussfaktoren der Sauerstoffbindungskurve berücksichtigen: pH, Temperatur, 2–3-Bisphophoglyceratgehalt sowie CO_2 (vgl. Abb. 9). So sind gerade beim chronisch Lungenkranken Sättigungen von 82 bis 88 % häufig tolerabel, wohingegen die allgemein akzeptierte untere Grenze des beatmeten Patienten bei 90 % liegt. Die häufigsten Fehlmessungen kommen bei schlechtem Signal bei peripher zyanotischen Patienten (kalte Finger) und bei lackierten Nägeln vor. Auch Fehlmessungen bei schweren Onchyomykosen sind beschrieben. Zu beachten ist, dass die gemessene Sättigung technisch häufig korrekt ist, sie jedoch bei fehlender Pulsation nicht die Sättigung im arteriellen/kapillären Stromgebiet anzeigt. Besonders gefährlich sind jedoch falsch hohe Messungen, wie sie klassisch bei der Kohlenmonoxidintoxikation vorkommen. Daher ist gerade bei Brandverletzungen die Pulsoximetrie nur sehr bedingt einsetzbar. Eine hohe Sättigung gibt keine Sicherheit bezüglich einer guten Oxygenierung.

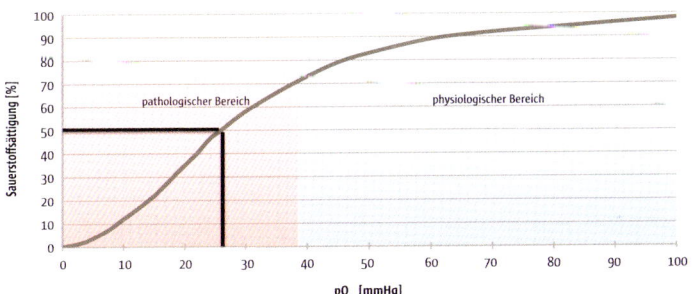

Abb. 9   Sauerstoffbindungskurve: in schwarzer Linie eingezeichnet der charakteristische Halbsättigungsbereich (SaO_2 bei 50 %): dieser entspricht bei Normwerten für Temperatur, 2,3 BPG und pH genau 26 mmHg

4.3.6 Fehler

Da es sich bei der Pulsoximetrie um ein nichtinvasives Verfahren handelt, besteht in der Praxis keine direkte Gefahr durch die Anwendung der Methodik. Einzig eine **falsche Sicherheit** ist für die Praxis relevant, da wie oben erwähnt, durch technische sowie durch medizinische Umstände falsch (hohe) Messwerte angezeigt werden können. Auch muss natürlich mit einbezogen werden, dass sich weitere Parameter hieraus nicht ableiten lassen.

> *Hierbei ist insbesondere der Anstieg des CO_2 z. B. bei der extensiven Sauerstoffgabe beim COPD-Patienten zu nennen: Die Pulsoximetrie wird erst abfallen, wenn es durch einen Anstieg des CO_2 zu einer CO_2-Narkose und damit zu einer Atemdepression mit sekundärer Entsättigung kommt.*
>
> *Auch bei einem Blutverlust wird die Sättigung hoch, der Gesamtsauerstoffgehalt durch die Verminderung des Hämoglobins dabei jedoch sehr niedrig sein.*

Relevante Literatur

A. van de Louw, C. Cracco, C. Cerf, A. Harf, P. Duvaldestin, F. Lemaire, L. Brochard, Accuracy of pulse oximetry in the intensive care unit. Intensive Care Med, 2001. 27(10): p. 1606–13.

J. T. Moller, N. W. Johannessen, K. Espersen, O. Ravlo, B. D. Pedersen, P. F. Jensen, N. H. Rasmussen, L. S. Rasmussen, T. Pedersen, J. B. Cooper, et al., Randomized evaluation of pulse oximetry in 20,802 patients: II. Perioperative events and postoperative complications. Anesthesiology, 1993. 78(3): p. 445–53.

J. T. Moller, T. Pedersen, L. S. Rasmussen, P. F. Jensen, B. D. Pedersen, O. Ravlo, N. H. Rasmussen, K. Espersen, N. W. Johannessen, J. B. Cooper, et al., Randomized evaluation of pulse oximetry in 20,802 patients: I. Design, demography, pulse oximetry failure rate, and overall complication rate. Anesthesiology, 1993. 78(3): p. 436–44.

M. D. Witting, S. M. Scharf, Diagnostic room-air pulse oximetry: effects of smoking, race, and sex. The American Journal of Emergency Medicine, 2008. 26(2): p. 131–136.

4.4 Temperaturmessung

Indikation	Bei allen Patienten durchzuführen, kontinuierliche Verfahren bei allen Patienten mit Fieber oder Hypothermie
Bewertung	Standardverfahren, sicher. Bei der kontinuierlichen Messung wählt man die Blasentemperaturmethode falls keine weiteren Temperatur-messende Katheter intravasal eingesetzt werden.
Messtechnik	In der Regel elektronische Messung durch Bimetalldetektoren bzw. Mikrotechnikbauteile bei den kontinuierlichen Verfahren, bei den nichtinvasiven Verfahren hat sich die Infrarotmessmethode durchgesetzt.

Durchführung	Mittels Katheter oder Blasentempereraturfühler (kontinuierlich), Ohr und Leistentemperaturmessung bei diskontinuierlicher Messung.
Interpretation	Typische Fieberkurven bei bestimmten Erkrankungen, enges Monitoring (da einer der wichtigsten Zielparameter) bei Schädel-Hirnverletzten und therapeutischer Hypothermie nötig.
Fehler	Bei der Blasentemperaturmessung bis auf Kabelbruch keine Fehlermöglichkeit, gerade bei den intermittierenden Messverfahren jedoch erhebliche Fehlermessungen möglich.

4.4.1 Indikation

Die intermittierende Temperaturmessung ist Standard bei allen Patienten im Krankenhaus. Einzig die Messhäufigkeit ist festzulegen, sie beträgt bei kritisch Kranken auf der Intensivstation mindestens alle 8 Stunden, bei Fieber oder klinischer Relevanz wird früh auf ein kontinuierlich messendes Verfahren umgestellt.

4.4.2 Messtechnik

Auf der Intensivstation kommen in der Regel Infrarot-Thermometer zum Einsatz, die die Infrarot-Wärmestrahlung vom Tympanon aus messen. Dieses diskontinuierliche Verfahren ist der rektalen Messung an Genauigkeit ebenbürtig ohne die Unannehmlichkeiten für den Patienten. Die axilläre Messung ist zur intermittierenden Temperaturbestimmung zu ungenau. Bei den kontinuierlichen Verfahren sind in der Regel elektronische Messfühler an Gefäßkathetern (arterielle/pulmonalarterielle Katheter) oder Urinkatheter der Standard in der Intensivmedizin.

4.4.3 Durchführung

Im Gegensatz zur invasiven Temperaturmessung ist bei den kontinuierlichen Temperaturmesssonden keine Eichung nötig, so dass sich keine Besonderheiten bei der Messungsdurchführung ergeben.

> *Einzig bei der diskontinuierlichen Messung mittels Ohrmessgerät ist auf einen ausreichend freien Gehörgang ohne Verlegung durch Cerumen zu achten. Bei Entzündungen/OPs im Bereich des Ohres ist diese Messung nicht durchführbar.*

4.4.4   Interpretation

Als Fieber wird in der Regel eine Temperatur größer als 38,0°C definiert. Im amerikanischen Sprachraum wird als Fieber eine Temperatur größer als 100°F (37,8°C) bezeichnet. Somit ist die Definition für Fieber nicht eindeutig. Praktisch relevant sind vor allem Temperaturen größer 37,5°C und kleiner als 35,5°C, da diese Grenzwerte als SIRS-Kriterien gewertet werden und eine Erkrankungswahrscheinlichkeit anzeigen. Gerade bei Hypothermien (z. B. therapeutisch nach Reanimation oder intraoperativ) dient die kontinuierliche Temperaturmessung als Erfolgskontrolle der Therapie. Ebenfalls von Bedeutung ist ein rascher Temperaturanstieg von mehr als 1°C, da sich hier mit der größten Wahrscheinlichkeit potentielle Erreger in der Blutkultur nachweisen lassen. Das unterstreicht die Wichtigkeit der Alarmgrenzeneinstellung bei der kontinuierlichen Temperaturmessung.

4.4.5   Fehler

Die häufigsten Fehlerquellen sind **Kabeldysfunktionen** bei der kontinuierlichen Temperaturmessung sowie **Dislokationen der Messsensoren** (z. B. bei Ösophagusmessung oder kontinuierlicher analer Messung). Da bei den nicht-kontinuierlichen Verfahren heute meist die Ohrmessgeräte verwendet werden, ist hier der häufigste Fehler eine **Verstopfung des äußeren Gehörganges**. Hierdurch wird nicht mehr die direkte Wärmestrahlung durch das Tympanon gemessen, und die Werte sind falsch niedrig.

Literatur

S. Brusaferro, L. Regattin, P. Viale, Should we change the definition of fever in nosocomial infection surveillance? J Infect, 2008. 57(5): p. 420–2.

K. Cronin, M. Wallis, Temperature taking in the ICU: which route is best? Aust Crit Care, 2000. 13(2): p. 59–64.

T. Schmitz, N. Bair, M. Falk, C. Levine, A comparison of five methods of temperature measurement in febrile intensive care patients. Am J Crit Care, 1995. 4(4): p. 286–92.

5 Blutdruck

Sylvia Siebig

Der Blutdruck entspricht rein physikalisch dem Druck des Blutes in einem Gefäß und wird klinisch entweder indirekt – als nicht-invasive Messung diskontinuierlich oder kontinuierlich – beziehungsweise direkt mit Hilfe der Anlage eines arteriellen Katheters ermittelt. Entgegen naturwissenschaftlichen Gepflogenheiten und technischen Normen wird nicht der absolute Druck, sondern der Überdruck gegenüber der Atmosphäre angegeben, und es wird nicht die SI-Einheit Pascal, sondern die traditionelle Einheit mmHg (Millimeter Quecksilbersäule) verwendet.

5.1 Diskontinuierliche nicht-invasive Blutdruckmessung (NIBP)

Indikationen	*Einmalige NIBP Messung:* Ambulante, prästationäre und stationäre Patienten im Rahmen jeder körperlichen Untersuchung.
	NIBP Monitoring: Hämodynamisch stabile Patienten, bei denen aufgrund einer Prozedur oder aufgrund des Krankheitsbildes mit Blutdruckschwankungen zu rechnen ist.
Bewertung	Einfaches, nichtinvasives, portables Standardmonitoringverfahren.
Messtechnik und Durchführung	Manschette mit Luftkissen komprimiert darunterliegende Gefäße; beim Ablassen der Luft kann auf auskultatorischem oder oszillatorischem Weg indirekt nichtinvasiv der Blutdruck bestimmt werden.

Interpretation	Über die Ermittlung von systolischem und diastolischem Druck kann eine Einschätzung der Kreislauffunktion abgegeben werden. Zudem kann der mittlere arterielle Blutdruck errechnet werden, welcher zur groben Einschätzung der Perfusion ausgewählter Organe (Gehirn, Herz) herangezogen werden kann.
Fehler	Durch Verwendung falsch dimensionierter Blutdruckmanschetten. Bei Patienten mit niedrigem systemarteriellen Fluss können Über- aber auch Unterschätzungen des NIBPs zustande kommen.

5.1.1   Indikationen

Die Indikation zur Überwachung des arteriellen Blutdruckes ist ausgesprochen großzügig zu stellen. Eine einmalige NIBP Messung – automatisch oder manuell durchgeführt – ist obligater Bestandteil jeder körperlichen Untersuchung. Darüberhinaus werden bei fast allen stationären Patienten täglich die Blutdruckwerte überwacht. Auch im häuslichen Umfeld ermitteln viele Patienten mit Hilfe entsprechender, auf dem kommerziellen Markt reichlich angebotener, halb- oder vollautomatischer Geräte eigenständig intermittierend ihre Blutdruckwerte, beispielsweise um die Dosierung einer antihypertensiven Therapie zu steuern.

Im klinischen Setting sollte eine fortlaufende diskontinuierliche Überwachung des Blutdruckes bei **hämodynamisch stabilen Patienten** durchgeführt werden, bei welchen aufgrund des jeweiligen Krankheitsbildes potentiell mit Kreislaufveränderungen zu rechnen ist (myokardiale Ischämie, gastrointestinale Blutung, Intoxikation, postoperativer Patient et.). Ebenso wird eine regelmäßige Messung des NIBPs in Intervallen von 3–10 Minuten im Rahmen von prozeduralen Analgosedierungen wie beispielsweise endoskopischen Eingriffen von den Fachgesellschaften empfohlen.

5.1.2   Bewertung

Eine NIBP Messung ist ein einfaches und komplikationsarmes und fast überall einsetzbares Verfahren, welches sowohl im ambulanten, prä- wie auch stationären Sektor eingesetzt werden kann und wertvolle Informationen über zum einen die Herzkreislauffunktion, zum anderen die Organfunktion liefert.

Messtechnik und Durchführung

- Mit Hilfe einer Oberarm- oder seltener auch Oberschenkelmanschette aus textilem Material, welche ein aufblasbares Gummikissen enthält, erfolgt die Kompression der unterhalb der Manschette liegenden Arterien und Venen (s. Abb. 10).
- Durch langsames Ablassen der Luft aus dem Gummikissen, öffnen sich die komprimierten Gefäße wieder und anhand von auftretenden Geräuschen (*auskultatorische Methode*) oder durch Registrierung von Gefäßpulsationen (*oszillatorische Methode*) erfolgt die indirekte Bestimmung des Blutdruckes.
- Bei der auskultatorischen Methode nach *Riva Rocci* markieren das Auftreten der Strömungsgeräusche – die sogenannten *Korotkow Töne* – die Höhe des systolischen Blutdruckes, das Wiederverschwinden der Töne den diastolischen Blutdruck.

> *Die Auskultation sollte idealerweise mit Hilfe eines glockenförmigen Stethoskopkopfes durchgeführt werden, da es sich bei den Korotkow Tönen um ein niederfrequentes Geräusch (20–50 Hz) handelt, das somit leichter hörbar wird.*

Bei sowohl der oszillatorischen, als auch auskultatorischen Methode der Blutdruckbestimmung sollte stets darauf geachtet werden, dass die Messung auf Herzhöhe stattfindet, um störende Einflüsse des hydrostatischen Drucks zu verhindern.

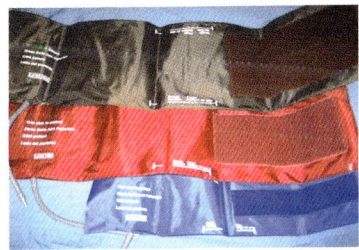

Abb. 10 Beispiel Oberarmmanschetten in verschiedenen Größen

5.1.3 Interpretation

Systolischer und diastolischer Blutdruck verändern sich *immer parallel* und informieren über das Vorliegen einer Hypo- oder Hypertension (Definition s. Tab. 2).

Tab. 2 Einteilung des Blutdruckes und der arteriellen Hypertonie

Hypotension	Systolischer Blutdruck ≤ 100 mmHg; Diastolischer Blutdruck ≤ 60 mmHg
Optimaler Blutdruck	Systolischer Blutdruck ≤ 120 mmHg; Diastolischer Blutdruck ≤ 80 mmHg
Normaler Blutdruck	Systolischer Blutdruck ≤ 130 mmHg; Diastolischer Blutdruck ≤ 85 mmHg
Prähypertension	Systolischer Blutdruck 130–139 mmHg; Diastolischer Blutdruck 90–99 mmHg
leichte Hypertension, Grad 1	Systolischer Blutdruck 140–159 mmHg; Diastolischer Blutdruck 90–99 mmHg
Mittelschwere Hypertension, Grad 2	Systolischer Blutdruck 160–179 mmHg; Diastolischer Blutdruck 100–109 mmHg
Schwere Hypertension, Grad 3	Systolischer Blutdruck ≥ 180 mmHg; Diastolischer Blutdruck ≥ 110 mmHg
Isolierte systolische Hypertension	Systolischer Blutdruck ≥ 140 mmHg; Diastolischer Blutdruck < 90 mmHg

Ein erhöhter systolischer Blutdruck mit begleitender Tachykardie führt zu einem Anstieg des myokardialen Sauerstoffverbrauches. Da das Myokard nur während der Diastole mit Sauerstoff versorgt wird, spielt der diastolische Blutdruck eine entscheidende Rolle im Hinblick auf die myokardiale Perfusion.

Klinisch bewährt es sich zudem, den **mittleren arteriellen Blutdruck (MAP)** zu überwachen. Dieser errechnet sich nach folgender Formel:

$$MAP = \text{Diastolischer arterieller Druck (DAP)} + \frac{\text{Systolischer arterieller Druck (SAP)} - DAP}{3}$$

Der MAP stellt damit den durchschnittlichen Blutdruck im Gefäßsystem dar, unabhängig von den diastolischen oder systolischen Schwankungen. Er ist die „treibende Kraft" für die Kreislaufperipherie und damit wesentlich für die Organperfusion verantwortlich. Im Gegensatz zum systolischen und diastolischen Druck bleibt der MAP mit Fortschreiten der Pulswelle in die Peripherie konstant und ist unabhängig von Störungen im Druckmesssystem (s. auch IAP, Kap. II 11.1).

5.1.4 Fehler

Die größte Fehlerquelle bei der NIBP Messung, kommt durch die Verwendung **falsch dimensionierter Blutdruckmanschetten** zu Stande, wobei v. a. durch die Verwendung von zu kleinen Manschetten ein sogenanntes „undercuffing" produziert wird. Dies kann zur Überschätzung des Blutdruckes von über 10-30 mmHg führen.

> Als Faustregel gilt, dass die Breite des Luftkissens die Hälfte des Oberarmumfangs betragen muss.

Wie im Rahmen mehrerer Studien gezeigt werden konnte, liefert die indirekte Blutdruckmessung teilweise deutlich abweichende Ergebnisse im Vergleich zur IAP Messung. Gerade bei Patienten mit einem niedrigen systemarteriellen Blutfluss kann es bei Anwendung der auskultatorischen Methode zu einer deutlichen Unterschätzung des Blutdruckes kommen, da bei abnehmendem Fluss auch die Korotkow Töne weniger gut hörbar sind. Wie bei allen Messtechniken bedarf es daher der kritischen Hinterfragung der Messergebnisse beziehungsweise Korrelation zu sonstigen vorliegenden klinischen Zeichen.

5.2 Kontinuierliche nicht-invasive Blutdruckmessung (CNAP)

Indikationen	Hämodynamisch stabile Patienten, bei denen eine lückenlose Blutdrucküberwachung indiziert ist (NIBP Intervall < 5 Minuten), bei denen aber keine Indikation zur regelmäßigen arteriellen Probeentnahme besteht bzw. zur Ermittlung eines IBPs.
Bewertung	Kontinuierliches nicht-invasives Verfahren; aktuell wenig im klinischen Setting etabliert; nicht unerhebliche Anschaffungskosten.
Messtechnik und Durchführung	Über eine Fingermanschette erfolgt eine Beat-to-Beat-Darstellung und Messung der arteriellen Gefäßpulsation.
Interpretation	Systolischer, diastolischer und mittlerer arterieller Druck zur Einschätzung des Herzkreislaufsystems; noch zu evaluieren bleibt, ob ggf. mittels weiterer Pulswellenanalyse andere hämodynamische Parameter nicht-invasiv ableitbar sind.
Fehler	Keine valide Messung bei Patienten mit peripherer Gefäßproblematik, schlechter Fingerperfusion sowie bei Kreislaufdysfunktion mit Hypotonie.

5.2.1   Indikationen

Mit Hilfe neuer Techniken kann der Blutdruck kontinuierlich nicht-invasiv ermittelt werden, was sich gerade für Patienten mit prozeduraler Analgosedierung, kleineren chirurgischen Eingriffen oder auch auf einer Überwachungsstation anbietet. Insgesamt ist die Indikation von CNAP bei Patientenkollektiven zu suchen, bei welchen mit plötzlichen Blutdruckschwankungen zu rechnen ist bzw. letztere bereits vorliegen, bei welchen aber (noch) keine Indikation zur Anlage eines arteriellen Katheters und damit einer IBP besteht.

5.2.2   Bewertung

Mit Hilfe von CNAP gelingt eine lückenlose Blutdrucküberwachung im Vergleich zur NIBP Bestimmung ohne den Patienten hierbei den Komplikationen einer invasiven Blutdruckmessung auszusetzten. Da sämtliche aktuell auf dem Markt befindlichen Geräte (CN Systems, Graz: CNAP®, Biomedical instrumentation, Amsterdam, The Netherlands: Portapres™ device) noch wenig Einzug in den klinischen Alltag gefunden haben, ist die Methodik im klinischen Alltag (noch) selten anzutreffen. Das hängt nicht zuletzt sicher auch mit den Kosten durch die Anschaffung der entsprechenden Systeme zusammen.

5.2.3   Messtechnik

Die Messmethoden der CNAP Systeme beruhen auf unterschiedlichen Prinzipien, wobei schlussendlich jeweils die arterielle Gefäßpulsation mittels einer Fingermanschette wiedergegeben werden soll (s. Abb. 11).

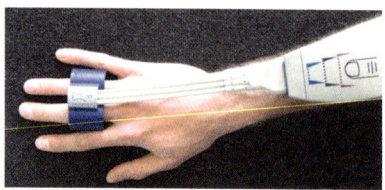

Abb. 11 Kontinuierliche nicht-invasive Blutdruckmessung (CNAP)

5.2.4   Durchführung

- Die Fingermanschette (bei CNAP® 2-Finger-Cuff, bei Portapress® Gerät 1 bis 2-Finger-Cuff) wird an ein Stand-alone-Gerät bzw. über ein entsprechendes Modul an einen vorhandenen Monitor angeschlossen.

- Nach einer Kalibrierungsphase (in der Regel Kalibrierung gegen EKG oder NIBP Oberarmmessung nötig) erfolgt die Wiedergabe einer Beat-to-Beat-Messung bzw. die Anzeige einer Gefäßpulsation (Beispiel einer CNAP® Messung auf einem Dräger Siemens Monitor, s. Abb. 12).
- In definierten Abständen rekalibrieren sich die Systeme.

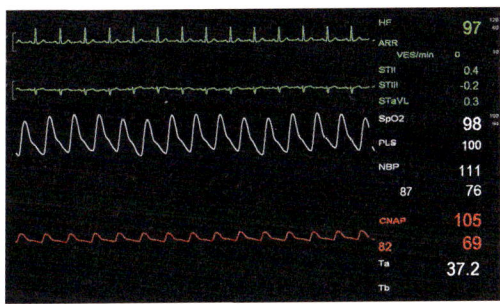

Abb. 12 Monitorbild mit kontinuierlicher CNAP®-Messung

5.2.5 Interpretation

Messergebnisse für systolische, diastolische Drücke, ebenso wie für den MAP können kontinuierlich erfasst werden (Normwerte s. Kap. I 5.1). Inwiefern die Kurvenform bzw. Variationen des Kurvenverlaufes ähnlich wie bei der Erfassung der IBP Rückschlüsse auf weitere hämodynamische Parameter zulassen (z. B. Schlagvolumenvariabilität), ist noch nicht geklärt aber durchaus denkbar.

5.2.6 Fehler

Untersuchungsergebnisse mit den Portapress® Geräten liegen bereits vor, die gerade bei Intensivpatienten zeigen konnten, dass dieses CNAP Verfahren valide Werte im Vergleich zu IBP ermittelt (0,1 mmHg Unterschied in den Messungen bei 39 Patienten). Derartige Daten zu CNAP® stehen noch aus.

> *Gerade bei Patienten mit peripheren Gefäßproblemen sowie bei schlechter Fingerperfusion hat die Methode jedoch ihre Limitation. Ebenso können die Verfahren keine Blutdruckmessung bei hämodynamisch instabilen Patienten mit ausgeprägter Hypotension liefern.*

5.3 Invasive kontinuierliche Blutdruckmessung (IBP)

Indikationen	hämodynamisch instabile Patienten (Intensivpatienten oder Schockraumpatienten)
	perioperativ bei Patienten mit ASA > 3 (Risikostratifiezierung in der Anästhesie nach der American Society of Anesthesiology), großen Eingriffe, i. R. kontrollierte Hypotension
Bewertung	invasives Monitoring mit entsprechendem Komplikationsrisiko durch Anlage eines arteriellen Katheters
	Vorteile durch Kontinuität der Messung, Entnahme von art. Blutproben und Analyse der Pulswelle im Vergleich zur NIBP.
Messtechnik und Durchführung	Nach Anlage eines arteriellen Katheters und Anschluss eines Spül-Katheter-Systems mit Druckumwandler kann über den Anschluss an einen entsprechenden Monitor eine arterielle Druckkurve abgeleitet werden.
Interpretation	Systolischer, diastolischer und mittlerer arterieller Druck zur Einschätzung des Herzkreislaufsystems; visuelle Pulswellenanalyse z. B. zur Beurteilung des Volumenstatus des Patienten.
Fehler	Lageveränderungen des Druckumwandlers, des Bettes, des Patienten
	Über- oder Unterdämpfung des arteriellen Spül-Katheter-Systems führen zu Fehlmessungen und müssen erkannt und wenn möglich beseitigt werden.

5.3.1 Indikationen

Das entscheidende Kriterium in der Indikationsstellung zur invasiven kontinuierlichen Überwachung des arteriellen Blutdruckes – gerade auch in der Abwägung zum Monitoring via NIBP – stellt die notwendige Häufigkeit der Druckregistrierung dar. Ist eine Blutdruckmessung häufiger als alle 5 Minuten indiziert (und liegt kein Device zur Bestimmung von CNAP vor, s. o.), so sollte auf eine IBP ausgewichen werden. Somit ist die Indikation bei allen **hämodynamisch instabilen** Intensivpatienten und operativen Patienten gegeben, insbesondere wenn anhand der Blutdruckwerte eine rasche Dosierungsadaptation von vasopressorischen oder antihypertensiven Medikamenten durchgeführt werden muss. Zudem besteht perioperativ die Indikation zur IBP bei Patienten mit einem ASA > 3 (Risikostratifizierung in der Anästhesie nach der American Society of Anesthesiology), im Rahmen größerer, insbesondere kardio-vaskulärer Operationen sowie bei Eingriffen, bei welchen eine kontrollierte Hypotension eingesetzt wird.

Die Anlage eines arteriellen Katheters zur Ermittlung des IBP dient darüberhinaus auch zur intermittierenden Entnahme von **Blutgasanalyseproben**. Daher kann bei Patienten, bei denen eine derartige Überwachung notwendig ist (z. B. invasive Beatmung), die Indikation zur IBP Messung großzügig gestellt werden.

5.3.2   Bewertung

Vorteile der IBP gerade auch im Vergleich zu der intermittierenden NIBP Überwachung stellt die **Kontinuität der Messwerterfassung** dar und damit die Möglichkeit unmittelbar auf hypo- oder hypertensive Werte reagieren zu können. Darüberhinaus können aus der visuellen Analyse der arteriellen Druckkurve Rückschlüsse auf die kardiovaskuläre Funktion bzw. der Volumenstatus abgeleitet werden (s. u.).

Nachteil der Methode sind die mit der Invasivität verbundenen Komplikationsmöglichkeiten. Hier sind insbesondere die durch Fehlpunktionen bedingten Risiken wie Blutungen mit Ausbildung von Hämatomen, die Entstehen von Aneurysmen, die Entwicklung thromboembolischer Komplikationen, Infektionen oder auch bei mangelnden Kollateralversorgungen eine drohende Ischämie der Extremität zu nennen. Auch durch versehentliche Fehlinjektion von Substanzen in den arteriellen Katheter kann es zu teilweise folgeschweren Komplikationen kommen.

> Jeder arterielle Katheter muss entsprechend eindeutig gekennzeichnet werden (Markierungen, rote Dreiwegehähne et.), um Fehlinjektionen zu verhindern!

5.3.3   Messtechnik

Die IBP setzt die Anlage eines arteriellen Katheters voraus.

> *Zur Wahl des richtigen Katheters, sollte man sich vor der Anlage die Frage stellen, inwiefern ein erweitertes hämodynamisches Monitoring bei dem Patienten indiziert ist. Kommt man zum Ergebnis, dass der Patient in der Folge beispielsweise hochstwuhrscheinlich eines PiCCO® Monitorings bedarf, empfiehlt es sich bereits bei Aufnahme einen entsprechenden Katheterlyp zu wählen!*

Dieser wird in der Regel entweder im Bereich der A. radialis oder A. femoralis comm. angelegt (18 oder 20 G Katheter beim Erwachsenen). Analog zu Abbildung 13 wird der arterielle Katheter mit einem luftblasenfreien Messsystem mit Dauerspülung verbunden beziehungsweise über einen Druckwandler an ein Druckübertragungsmodul eines entsprechenden Monitors angeschlossen.

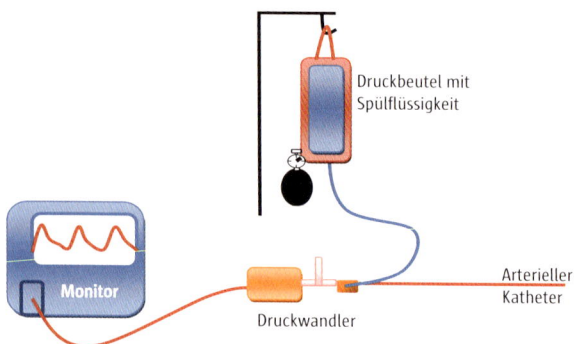

Abb. 13 Schematischer Aufbau der IBP

Die zwischen arterieller Kanüle und Druckwandler aufgebaute Flüssigkeits-säule bildet ein schwingungsfähiges System, welches die arteriellen Puls-wellen direkt an die Membran im Druckwandler weitergibt. Dabei wird also das mechanische Signal der Pulswelle mit Hilfe des veränderten Widerstan-des der Membran im Druckwandler in ein elektrisches Signal umgewandelt, welches schließlich am Monitor sichtbar gemacht wird.

5.3.4   Durchführung

- Um eine korrekte Messung über das arterielle Kathetersystem zu ermitteln, bedarf es zunächst der Abgleichung des Null-punktes zur Atmosphäre am Monitor.
- Dabei wird der Drei-Wege-Hahn am Druckumwandler zur Atmo-sphäre geöffnet, so dass ein Ausgleich mit dem Umgebungsdruck stattfindet und gleichzeitig die „O" Taste am Monitor betätigt.
- Wichtig für die korrekte Messung ist, dass sich der Druckab-nehmer auf Herzhöhe des Patienten befindet.

5.3.5   Interpretation

Zunächst kann vergleichbar mit der Interpretation von NIBP und CNAP der systolische, diastolische und mittlere arterielle Blutdruck überwacht werden. Zudem kann über die sichtbare Gefäßpulsation der **Puls** abgeleitet werden.

> Gerade im Rahmen von Transporten außerhalb einer Intensivstation bezie-
> hungsweise perioperativ kann es passager notwendig sein, das kontinuierliche
> Standard-EKG-Monitoring zu entfernen (Beispiel: thorakale Computertomogra-
> phie – Klebeelektroden verursachen Interferenzen und Bildartefakte). Normal-
> erweise findet die Herzfrequenzanalyse über das EKG statt. Um in diesen Zeit-
> fenstern weiterhin eine Überwachung der Herzfrequenz vornehmen zu können,
> empfiehlt es sich am Monitor die Quelle IBP zur Herzfrequenzanalyse zu wäh-
> len. Es erfolgt dann eine Ermittlung der Pulsfrequenz, die in den meisten Fällen
> mit der Herzfrequenz gleich zu setzen ist.
>
> Besteht in einem solchen Fall keine IAP, kann auch eine Ableitung der Pulsfre-
> quenz über die Sättigungskurve erfolgen.

Die Form der arteriellen Druckkurve ändert sich mit dem Abstand der Druckwelle von der Aorta, bedingt durch Reflexionsphänomene der Pulswelle
(s. Abb. 14). Dabei nimmt die systolische Druckspitze kontinuierlich zu, wobei
der arterielle Mitteldruck konstant bleibt. Die Verstärkung des systolischen
Drucks ist bei älteren Patienten stärker ausgeprägt, da durch die erniedrigte
Gefäßcompliance eine stärkere Reflexion der Pulswellen stattfindet.

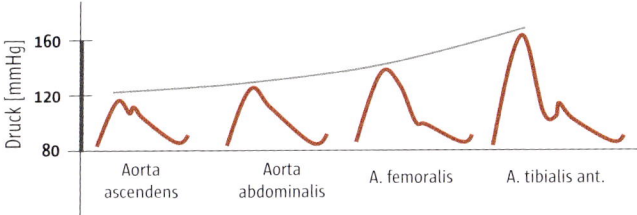

Abb. 14 Vereinfachte Darstellung der Änderung der arteriellen Druckkurvenform an unterschiedlichen Stellen des
Kreislaufsystems

Aus der Fläche unter der arteriellen Kurve kann das **Schlagvolumen** abgeleitet werden. Dies wird in weiteren Verfahren unter anderem auch zur Einschätzung des Herzzeitvolumens verwendet (s. Kap. II 1). Ferner können aus
dem Kurvenverlauf Rückschlüsse auf den Volumenstatus des Patienten gezogen werden. Abbildung 15 zeigt eine sogenannte „Volumenmangelkurve" beim
ansonsten rhythmischen Patienten. Bei jedem Schlag ändert sich das
Schlagvolumen und damit die Größe der arteriellen Pulswelle bedingt durch
einen Volumenmangel beim Patienten. Eine Quantifizierung dieser rein
visuell erfassbaren Kurvenveränderung macht sich die **Pulskonturanalyse**
zu Nutze (s. Kap. II 4).

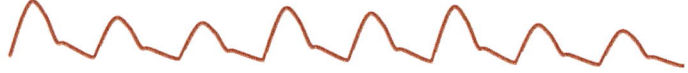

Abb. 15 Volumenmangelkurve

> **Beurteilung Volumenstatus beim Patienten mit IAP**
>
> *Die Abschätzung des Volumenstatus beim Intensivpatienten hat eine zentra-*
> *le Bedeutung in der Intensivmedizin zur Beurteilung und Behandlung der*
> *Herzkreislauffunktion. Abgesehen von den in den folgenden Kapiteln vorzu-*
> *stellenden Monitoringverfahren zur Einschätzung des Volumenstatus (erwei-*
> *tertes hämodynamisches Monitoring) der Patienten kann auch bereits ein*
> *einfacher klinischer Test in der Klinik hilfreich sein. Erhöht man bei einem*
> *Patienten akut die Vorlast, indem man seine Beine von der horizontalen Bet-*
> *tebene nach oben in eine senkrechtere Position anhebt und so eine Art Auto-*
> *transfusion des Volumens der Beine betreibt, so steigt bei denjenigen Patien-*
> *ten der Blutdruck an, welche analog dem Frank Starling Mechanismus mit*
> *einem ansteigenden Schlagvolumen reagieren, also volumenabhängig sind.*
> *Andersherum reagieren Patienten in einer eu- oder hypervolämischen Situa-*
> *tion mit einem gleichbleibenden, wenn nicht sogar abnehmenden Blutdruck-*
> *verlauf unter diesem Manöver.*

5.3.6   Fehler

> Jede Veränderung der Betthöhe oder Positionsänderung des Patienten bezie-
> hungsweise des Druckumwandlers führen zur Messverfälschung, sofern nicht
> eine erneute „Nullung" des Systems (s. Kap. I 5.3.4) durchgeführt wird.

Darüberhinaus kommt es in jedem flüssigkeitsgefüllten System wie dem
arteriellen Kathetersystem zu spontanen Oszillationen, die die Form des
arteriellen Drucksignales verfälschen können. Die Frequenz an Oszillationen = Resonanzfrequenz interagiert mit den ankommenden Signalen. Liegt
die Frequenz des ankommenden Signales im Bereich der Resonanzfrequenz,
überlagert die Eigenfrequenz das ankommende Signal und verstärkt es. Es
liegt ein „unterdämpftes" System vor (s. Abb. 16, Beispiel B).

Andererseits vermag ein Resonanzsystem auch **ankommende Signale ab-**
zuschwächen, was zu einer „Überdämpfung" des ankommenden Signals
führen kann (s. Abb. 16, Beispiel C). Beispielsweise können Luftblasen in
den Schlauchteilen des Kathetersystems ein solches Artefakt hervorrufen.
Eine kurze Spülung („Flush") des Systems kann hier das Signal verbessern.

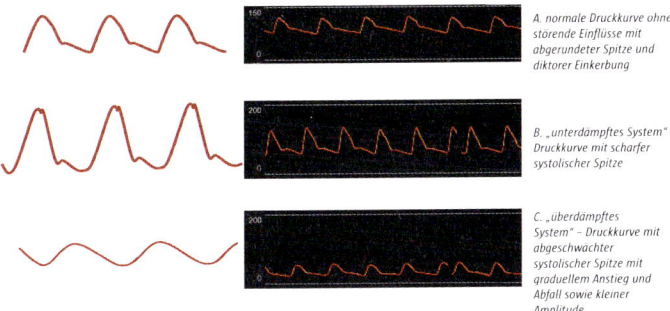

A. normale Druckkurve ohne
störende Einflüsse mit
abgerundeter Spitze und
diktorer Einkerbung

B. „unterdämpftes System" –
Druckkurve mit scharfer
systolischer Spitze

C. „überdämpftes
System" – Druckkurve mit
abgeschwächter
systolischer Spitze mit
graduellem Anstieg und
Abfall sowie kleiner
Amplitude

Abb. 16 Beispiele für ein adäquates, über- und unterdämpftes System

Spül-Test

Durch kurzes Spülen („Flush") des arteriellen Katheter-Schlauch-Systems kann eine Abschätzung der Signalqualität durchgeführt werden, abhängig von der Dauer der Ausschwingphase nach Beendigung des Flushes. Man weiß, dass die Signalverzerrung minimal ist, wenn die Resonanzfrequenz des Drucksystems fünfmal größer als die Hauptfrequenz der arteriellen Druckwelle ist (diese beträgt 5 Hz). Vergleiche Abbildung 17.

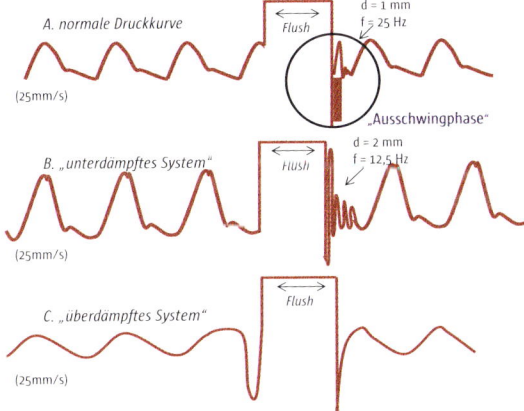

Abb. 17 Spültest zur Ermittlung eines adäquaten, überdämpften oder unterdämpften Systems

Relevante Literatur

G.D. Bell, R.F. McCloy, J.E. Charlton, D. Campbell, N.A.Dent, M.W. Gear, R.F. Logan, C.H. Swan: Recommendations for standards of sedation and patient monitoring during gastrointestinal endoscopy. Gut 1991, 32(7):823–827.

J.M. Bruner, L.J. Krenis, J.M. Kunsman, A.P. Sherman: Comparison of direct and indirect measuring arterial blood pressure. Med Instrum 1981, 15(1):11–21.

J. Fortin, W. Marte, R. Grullenberger, A. Hacker, W. Habenbacher, A. Heller, C. Wagner, P. Wach, F. Skrabal: Continuous non-invasive blood pressure monitoring using concentrically interlocking control loops. Comput Biol Med 2006, 36(9):941–957.

G.P. Gravlee, J.K. Brockschmidt: Accuracy of four indirect methods of blood pressure measurement, with hemodynamic correlations. J Clin Monit 1990, 6(4):284–298.

M.M. Hirschl, M. Binder, H. Herkner, A. Bur, M. Brunner, D. Seidler, H.G. Stuhlinger, A.N. Laggner: Accuracy and reliability of noninvasive continuous finger blood pressure measurement in critically ill patients. Crit Care Med 1996, 24(10):1684–1689.

B.P. Imholz, W. Wieling, G.A. van Montfrans, K.H. Wesseling: Fifteen years experience with finger arterial pressure monitoring: assessment of the technology. Cardiovasc Res 1998, 38(3):605–616.

G. Parati, G. Ongaro, G. Bilo, F. Glavina, P. Castiglioni, M. Di Rienzo, G. Mancia: Non-invasive beat-to-beat blood pressure monitoring: new developments. Blood Press Monit 2003, 8(1):31–36.

6   Zentraler Venendruck

Einleitung

Der zentrale Venendruck wird über einen zentralen Venenkatheter mit der Spitze in der Vena cava superior bestimmt. Der zentrale Venendruck ist beim gesunden Patienten gleich dem rechtsatrialen Druck und hat physiologischerweise mehrere Kurvenabschnitte (vgl. Abb. 18). Der angegebene Wert ist in

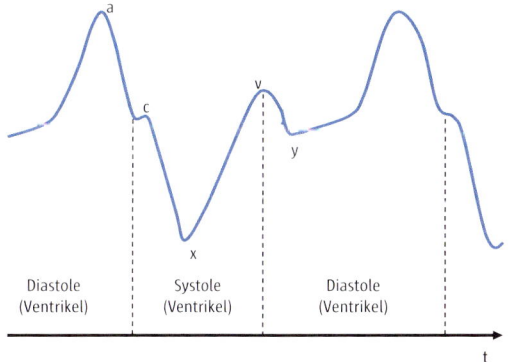

Abb. 18   Physiologische ZVD Wellenform:
  a-Welle: Der Vorhof kontrahiert sich, die Trikuspidalklappe ist offen
  x-Tal: der Vorhof füllt sich, die Trikuspidalklappe ist geschlossen
  v-Welle: Der Vorhof ist maximal gefüllt und die Trikuspidalklappe noch geschlossen
  c-Welle: Beginn der Ventrikelkontraktion, Fester Schluss der Trikuspidalklappe
  y-Tal: Die Trikuspidalklappe öffnet sich, der Vorhof beginnt sich zu kontrahieren

der Regel der über die Zeit gemittelte Wert innerhalb des Schlagzyklus: Allein durch die große Schwankungsbreite innerhalb eines Herzschlages erklärt sich der schlechte prädiktive Wert des ZVD auf den Flüssigkeitsstatus und die Vorhersagekraft auf die Wirkung eines Flüssigkeitsbolus auf das Schlagvolumen.

6.1 Der zentrale Venendruck

Indikation	Abschätzung der Vorlast und des Füllungsdrucks des rechten Ventrikels
Bewertung	Häufigstes Verfahren, sehr schlechte Aussagekraft bezüglich Flüssigkeitsreagibilität, am ehesten noch Nutzung des Trends. Bei kritisch kranken Patienten als einziges Verfahren zur Vorlastbestimmung obsolet!
Messtechnik	Direkte Druckabnahme
Durchführung	Druckabnehmer in Höhe des rechten Vorhofes (Teilung des Thorax 2/5 zu 3/5), in liegender Position. Nur bei zentralen Venenkathetern mit der Spitze in der V. cava superior durchführbar.
Interpretation	Bei ZVD-Werten > 15 mmHg ausreichende Füllung wahrscheinlich, jedoch von vielen Faktoren (Beatmung/PEEP, IAP abhängig)
Fehler	Druckabnehmer nicht korrekt geeicht, Patient liegt nicht flach, Pressen während des Messens uva.

6.1.1 Indikation

Eine Indikation zur ZVD-Messung besteht heutzutage eigentlich nur noch in spezifischen Situationen (z. B. Druckdifferenzbestimmung bei portalem Hochdruck etc.) und zur Berechnung abgeleiteter Parameter.

6.1.2 Bewertung

Da die ZVD-Messung mit einigen Fehlermöglichkeiten behaftet ist und in der Regel nicht die Kurve (siehe Einleitung) sondern der Mittelwert des Druckes angegeben wird, ist dieser per se eigentlich nicht zur Flüssigkeitstherapiesteuerung geeignet. Allenfalls der Trend und besonders niedrige (ZVD < 0 mmHg → ein gewisser Flüssigkeitsbedarf ist wahrscheinlich) und hohe (ZVD > 25 mmHg → eine weitere Flüssigkeitsgabe erscheint nicht sinnvoll) Werte können Hinweise auf die Therapie ergeben. Insbesondere bei schwerer kranken Patienten sollte diese Methode nicht mehr benutzt werden.

6.1.3 Messtechnik und Durchführung

- Die Messung des ZVD erfolgt entweder direkt über einen Druckabnehmer oder mittels einer Messlatte (dann erfolgt die Angabe in cm H_2O).
- Wird die Messung über eine Messlatte gewählt, ist auf eine ausreichende atemabhängige Schwankung als sicheres Zeichen der korrekten Messung zu achten. Weitere technische Hilfsmittel sind hier nicht erforderlich.

6.1.4 Interpretation

Die Interpretation der ZVD-Werte hat sich seit den vergleichenden Studien mit anderen Vorlastmarkern deutlich verschoben. Wurden früher ZVD-Zielwerte von 8–10 mmHg angegeben und bei beatmeten Patienten häufig der PEEP hinzugefügt (also 8–10 mmHg + PEEP), so kann dies heute nicht mehr aufrecht erhalten werden. Es gibt keinen definierten ZVD-Wert der eine verlässliche Aussage über die Vorlast und damit die Frage nach dem Volumenstatus mit ausreichender Sicherheit beantwortet. Selbst das passive Anheben der Beine beim Intensivpatienten und die Beobachtung des arteriellen Blutdruckes ist ein besserer Marker als der ZVD (Monnet, 2006). Daher können keine näheren Hinweise auf die Interpretation (außer den unter Kap. I 6.1.2 gemachten) gegeben werden.

6.1.5 Fehler

Zusätzlich zu den genannten Einschränkungen der Wertigkeit des ZVD sind auch technische Limitationen relevant. Insbesondere **Lagerungsfehler** (Patient ist bei der Messung nicht horizontal gelagert) sowie Fehler bei der **Positionierung des Druckabnehmers** und der durchgeführte **Nullwertabgleich** sind zu nennen.

Relevante Literatur

O. Godje, M. Peyerl, T. Seebauer, P. Lamm, H. Mair, B. Reichart, Central venous pressure, pulmonary capillary wedge pressure and intrathoracic blood volumes as preload indicators in cardiac surgery patients. Eur J Cardiothorac Surg, 1998. 13(5): p. 533–9; discussion 539–40.

U. Janssens, J. Graf, Volumenstatus und zentraler Venendruck. Anaesthesist, 2009. 58(5): p. 513–9.

S. Magder, Central venous pressure: A useful but not so simple measurement. Crit Care Med, 2006. 34(8): p. 2224–7.

X. Monnet, M. Rienzo, D. Osman, N. Anguel, C. Richard, M. R. Pinsky, J. L. Teboul, Passive leg raising predicts fluid responsiveness in the critically ill. Crit Care Med, 2006. 34(5): p. 1402–7.

II

Die Monitoringsysteme im Detail

1 Die Herzzeitvolumen (HZV)-Messung

1.1 Einleitung

Vor Beschreibung der einzelnen Verfahren soll das Ziel der verschiedenen Messverfahren gezeigt werden:

Grundsätzlich besteht häufig das Problem, dass der klinisch tätige Arzt am Krankenbett entscheiden muss, ob eine weitere Flüssigkeitszufuhr zur Stabilisierung des Blutdruckes und der Herzfrequenz und damit mittelbar der Sauerstoffversorgung des Gewebes nötig ist, oder ob der Patient flüssigkeitsüberladen ist, und zur Stabilisierung eine negative Bilanz angestrebt und eine (differenzierte) Katecholamintherapie begonnen werden muss.

Zur besseren Beurteilbarkeit wird die oben geschilderte komplexe Situation in verschiedene Aspekte unterteilt und dadurch eine differenzierte Beurteilungsmöglichkeit der Verfahren gewährleistet. Denn jedes Verfahren hat seine Schwachstellen, auch ist ein wirklicher Goldstandard (ein unabhängiges exakt messendes, von Störgrößen nicht beeinflussbares Verfahren) nicht vorhanden.

Historisch werden neue Verfahren der HZV-Messung mit dem Pulmonalarterienkatheter (PAK), in jüngerer Zeit aber auch mit dem PiCCO® System verglichen.

Nun zu den entscheidenden Beurteilungskriterien neuer HZV-Messverfahren:
- Ubiquitär verfügbar?
- Schnelle Messung?

- Kontinuierliche Messung?
- Grad der Invasivität?
- Technisch reliable (vom Nutzer unabhängige) Methode?
- Genaue Messung?
- Zusätzlicher Informationsgewinn?
- Technische Störgrößen?

Bewusst ausgelassen sind hier wirtschaftliche Kriterien, obwohl sich die Verfahren deutlich im Preis für das Einmalmaterial und in der Anschaffung externer Monitore unterscheiden. Die Preise hierfür sind jedoch so unterschiedlich und von einzelnen Verhandlungen abhängig, dass hier keine konkrete Aussage getroffen werden kann.

Nahezu unumstritten haben sich in den letzten Jahren verschiedene Funktionsparameter als besonders geeignet für die Beurteilung des Flüssigkeitsbedarfes (die Beurteilung der „Vorlast" des Herzens) herausgestellt. Diese Parameter sind insbesondere die Schlagvolumenänderung nach Flüssigkeitsbolus und die Pulsdruckänderung unter Therapie im Verlauf. Auch die visuelle Beurteilung der Ventrikel unter Therapie mittels Herzechokardiographie genießt einen hohen Stellenwert.

Entscheidend ist außerdem, dass sich Patienten unter Therapie verändern, so dass verschiedene Verfahren ggf. kombiniert werden müssen, bzw. sich bei der Beurteilung der kardialen Funktion ablösen: Als Beispiel sei hier die pumpengetriebene extrakorporale Membranoxigienierung (ECMO) genannt, hier ist die HZV-Messung mit den meisten Verfahren nahezu unmöglich.

Um die verschiedenen Verfahren vergleichend darzustellen, wird daher folgendes arbiträres Punktemodell verwendet (s. Tab. 3).

Tab. 3   Qualitätskriterien zur Beurteilung des HZV-Messverfahrens

Qualität	Punkte (max.)	Gradulierung
Ubiquitär verfügbar?	3	3: auf jeder Intensivstation 2: an ausgewählten Zentren 1: experimentell
Schnelle Messung?	3	3: Aufwand pro Messung < 3 min/kontinuierliche Messung 2: Aufwand pro Messung 3–15 min 1: Aufwand pro Messung > 15 min
Kontinuierliche Messung?	2	2: Ja 1: Nein

Qualität	Punkte (max.)	Graduierung
Grad der Invasivität?	4	4: nicht invasiv 3: zentraler venöser Zugang 2: arterieller Zugang (inkl. Pulmonalarterie), nasaler/oraler Zugang 1: zentraler und arterieller Zugang *Nota bene: kritisch ist hier zu werten, dass nahezu alle Patienten, die ein hämodynamisches Monitoring benötigen per se einen zentralvenösen Zugang haben sollten*
Technisch reliable (vom Nutzer unabhängige) Methode?	4	4: vom Nutzer unabhängig 3: geringe Nutzerabhängigkeit (nur eine Benutzeraktion pro Messung nötig) 2: mäßig vom Nutzer abhängig (zwei oder mehr Bedienaktionen pro Messung nötig) 1: deutlich vom Nutzer abhängig (kognitive Interpretation visueller Daten zur HZV Bestimmung nötig)
Genaue Messung?	4	4: exakte Messung 3: laut Literatur nur geringe Abweichung vom tatsächlichen Wert 2: größere Abweichung vom Zielwert möglich 1: unabhängige Störgrößen vorhanden (z. B. Methode bei Vorhofflimmern nicht zu nutzen), stark schwankende Messergebnisse
Zusätzlicher Informationsgewinn?	3	3: weitere Volumenparameter 2: weitere Druckparameter 1: reine HZV-Messung
Technische Störgrößen?	4	4: einfachster Messaufbau, automatische Erkennung aller nötigen Bauteile 3: weniger als 3 Kabel/Steckverbindungen zur Messung nötig 2: mehr als 3 Kabel/Steckverbindungen nötig 1: Komplett neuer Aufbau für jede Messung

Das ideale Messverfahren würde also so aussehen: siehe Tabelle 4 und Abbildung 19.

Tab. 4 Ideales Messverfahren für die HZV-Messung

Qualität	Ideale Punkte
Ubiquitär verfügbar?	3
Schnelle Messung?	3
Kontinuierliche Messung?	2
Grad der Invasivität?	4
Technisch reliable (vom Nutzer unabhängige) Methode?	4
Genaue Messung?	4
Zusätzlicher Informationsgewinn?	3
Technische Störgrößen?	4

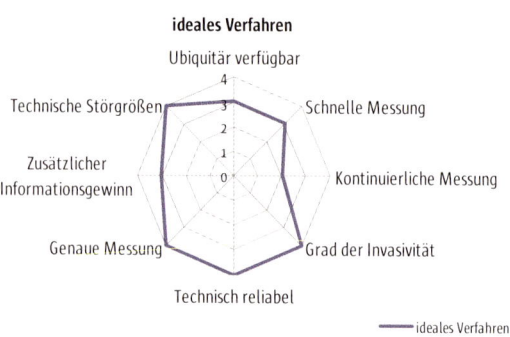

Abb. 19 Mehrdimensionale Darstellung des idealen Messverfahrens

Es ist weiterhin wichtig, nicht nur die hämodynamische Komponente der Behandlung zu sehen, welche mit obigen Messverfahren optimiert werden kann, sondern auch weitere Einflussgrößen wie Medikation, Beatmung und lokale Störgrößen zu berücksichtigen, die den Sauerstofftransport ins Gewebe und die Sauerstoffextraktion beeinflussen (vgl. hierzu Kap. II 10 – Einleitung).

1.2 Wichtige abgeleitete Größen

Aus dem HZV/dem Schlagvolumen sowie den basalen Messgrößen Blutdruck, Herzfrequenz und zentraler Venendruck werden eine ganze Reihe weiterer Zielgrößen abgeleitet (vgl. Tab. 5)

Tab. 5 Aus dem HZV und Standardvariablen abgeleitete Zielgrößen

	Berechnung	Normwert (beim Erwachsenen)	Einheit
Herzfrequenz (HF)		50–100	1/min
arterieller Blutdruck, systolisch (APsys, SAP)		90–140	mmHg
arterieller Blutdruck, diastolisch (APdia, DAP)		60–90	mmHg
arterieller Blutdruck, Mitteldruck (MAP), frequenzabhängig, vereinfacht	$DAP + \dfrac{SAP - DAP}{3}$	70–105	mmHg
Zentraler Venendruck (ZVD)		0–10	mmHg
Herzminutenvolumen (HZV, CO)		4–8	$\dfrac{l}{min}$

	Berechnung	Normwert (beim Erwachsenen)	Einheit
Schlagvolumen (SV)	$$\frac{HZV}{HF}$$ oder enddiastolisches Volumen (EDV) – endsystolisches Volumen (ESV)	60–90	ml
Systemvaskulärer Widerstand (SVR)	$$\frac{(MAP - ZVD) \times 80}{HZV}$$	900–1400	$\frac{dyn \times s}{cm^5}$
Herzindex (HI, CI)	$$\frac{HZV}{KOF}$$	3,0–5,0	$\frac{l}{min \times m^2}$
Schlagvolumenindex (SI)	$$\frac{SV}{KOF}$$	35–65	$\frac{ml}{m^2}$
Systemvaskulärer Gefäßwiderstandsindex (SVRI)	$$\frac{SVR}{KOF}$$	1200–2000	$\frac{dyn \times s}{cm^5 \times m^2}$

Aus der Ableitung z. B. des systemvaskulären Wiederstandes wird auch deutlich, wie groß der Einflussfaktor HZV auf diesen Wert ist: Hier liegt eine indirekte Proportionalität vor, im Gegensatz zum ZVD, der (je nach Höhe des mittleren arteriellen Blutdruckes) in physiologischen Grenzen so gut wie keinen Einfluss auf den systemvaskulären Widerstand hat.

> Vor der Wahl des geeigneten HZV-Messverfahren: Abwägen der Risiken, eindeutigen Nutzen und Ziel der Messung dokumentieren. Konkretes Ziel (Steigerung des HZVs, etc.) festlegen.

1.3 Grundlegende Hinweise zur Interpretation der Werte

Zunächst sollten die Messergebnisse auf Plausibilität geprüft werden: In der Regel weichen die einzelnen innerhalb einer kurzen Frist gemessenen Werte nur unwesentlich voneinander ab. Die Schwankungsbreite ist bei einer typischen Dreiermessung (dreimal das Messverfahren angewendet, vgl. Tab. 6) unter 10 %.

Tab. 6   Typische Messreihe einer Dreier-Messung des HZV

Messung 1	Messung 2	Messung 3	Mittelwert
3,51 l	3,30 l	3,45 l	3,42 l

Weicht ein Wert erheblich ab, so sollten weitere Messungen durchgeführt werden. Gibt es weiterhin Fehlmessungen bzw. weichen die Einzelwerte erneut erheblich voneinander ab, sollten die Troubleshooting-Hinweise der einzelnen Kapitel beachtet werden.

Weiterhin sollten die gemessenen Zahlenwerte auf klinische Plausibilität geprüft werden, bevor hieraus weitere Konsequenzen abgeleitet werden. Hierbei sollen u. a. folgende Aspekte berücksichtigt werden:

- Alter des Patienten: junge Patienten erreichen oft deutlich höhere HZV-Werte (bis zu 15–18 l/min bei ausgeprägter Sepsis)
- Bekannte kardiale Vorerkrankungen (Grad der Herzinsuffizienz beeinträchtigt das globale Pumpvermögen auch im kritisch kranken Zustand)
- Niedrige Werte trotz niedriger Katecholamindosen/klinisch kein Flüssigkeitsdefizit (normaler Blutdruck, Herzfrequenz < 100/min) und keine Vorerkrankungen: Messung korrekt durchgeführt, Medikamentennebenwirkung möglich (beta-Blocker etc.)?

Anschließend werden die gewonnen Werte im Verlauf betrachtet: Hier sollten Ergebnisse im Abstand von 3–12 h vorliegen, je nach Zustand des Patienten. Weiterhin werden die Flüssigkeitsbilanzen seit der letzten HZV Messung, die Beatmungssituation (SaO_2), der Hb-Wert sowie die Temperatur des Patienten berücksichtigt (vgl. Abb. 20). Diese Parameter bestimmen letztendlich die Sauerstoffaufnahme, den O_2-Transport und den O_2-Verbrauch.

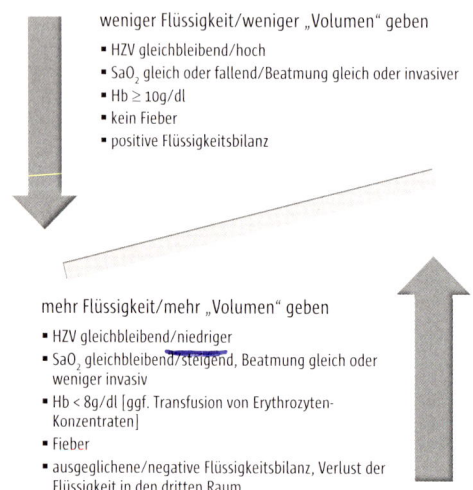

weniger Flüssigkeit/weniger „Volumen" geben
- HZV gleichbleibend/hoch
- SaO_2 gleich oder fallend/Beatmung gleich oder invasiver
- Hb ≥ 10g/dl
- kein Fieber
- positive Flüssigkeitsbilanz

mehr Flüssigkeit/mehr „Volumen" geben
- HZV gleichbleibend/niedriger
- SaO_2 gleichbleibend/steigend, Beatmung gleich oder weniger invasiv
- Hb < 8g/dl [ggf. Transfusion von Erythrozyten-Konzentraten]
- Fieber
- ausgeglichene/negative Flüssigkeitsbilanz, Verlust der Flüssigkeit in den dritten Raum

Abb. 20 Orientierende Flüssigkeitstherapie nach HZV-Messung: Einflussfaktoren

Erhobene statische Werte sind von erheblichen weiteren Einflussgrößen abhängig (Lagerung des Patienten, Durchführung der Messung, laufende Therapien und vieles andere), so dass sich aus diesen statischen HZV-Werten nur Hinweise für eine Therapie ableiten lassen, jedoch keine definitiven Therapieentscheidungen treffen lassen. Den statischen Werten deutlich überlegen sind funktionelle Messungen (vgl. hierzu *Das Herz* in Kap. I 3.1). Als entscheidender klinischer Test wurde in den letzten Jahren der sog „Passive leg Raising"-Test (PLR-Test) etabliert. Hierbei werden die Beine des Intensivpatienten um ca. 45° angehoben und die Auswirkungen auf Blutdruck/Puls und (falls installiert) die kontinuierliche Schlagvolumenmessung dokumentiert. Sinkt die Herzfrequenz bzw. steigt der Blutdruck/das Schlagvolumen, profitiert der Patient von weiterer Flüssigkeitsgabe. Weitere funktionelle Tests sind die schnelle, niedrig dosierte Flüssigkeitsgabe (250 ml iv-Flüssigkeit in einer Zeitspanne < 10 min, gleichgerichtete Überprüfung des Effekts) bzw. die Gabe eines hochonkotischen Bolus.

Diese Tests sollten im Zweifel immer durchgeführt werden, um valide Hinweise für die Therapieentscheidung zu erhalten.

> Funktionsparameter sind besser geeignet zur Vorlastbeurteilung (also mehr oder weniger Flüssigkeit zuführen) als Volumenparameter.
>
> Volumenparameter sind besser geeignet als Druckparameter.

Literatur zum PLR-Test

X. Monnet, M. Rienzo, D. Osman, N. Anguel, C. Richard, M.R. Pinsky, J.L. Teboul, Passive leg raising predicts fluid responsiveness in the critically ill. Crit Care Med, 2006. 34: p. 1402–1407.

2 Der Pulmonalarterienkatheter (PAK)

2.1 Qualitätsprofil

Tab. 7   Risiko- und Qualitätsprofil PAK zur HZV-Messung

Qualität	Punkte
Ubiquitär verfügbar?	3
Schnelle Messung?	2
Kontinuierliche Messung?	1
Grad der Invasivität?	2
Technisch reliable (vom Nutzer unabhängige) Methode?	3
Genaue Messung?	3
Zusätzlicher Informationsgewinn?	2
Technische Störgrößen?	3

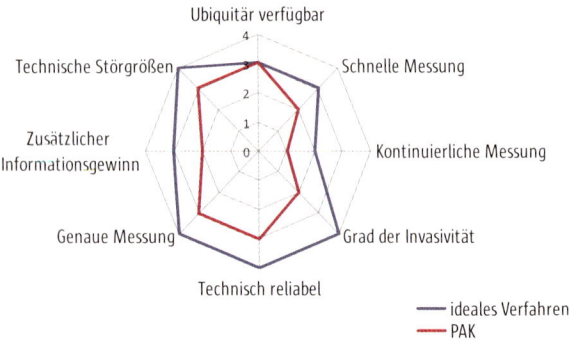

Abb. 21 Mehrdimensionale Darstellung: HZV-Messung mittels PAK

2.2 Allgemeine Informationen

2.2.1 Vorbereitung der PAK-Anlage

Zur Vorbereitung der Katheteranlage werden folgende Dinge benötigt (s. a. Abb. 22):

- steriles Abdeckset
- Lokalanästhetikum (auch wenn Patient intubiert und beatmet ist, auf bekannte Allergien achten!)
- Schleuse (in der Regel min. 7,5 F Schleuse, CAVE: nicht mit Schrittmacherschleuse verwechseln!)
- sterile Kochsalzlösung (NaCl 0,9 %)
- der eigentliche PAK
- steriler durchsichtiger Plastiküberzug für den PAK
- je einen Dreiwegehahn pro Infusionslumen
- Verbandsmaterial
- Nahtmaterial
- Skalpell
- Anschlusskabel für HZV-Messung (Thermosonde für die Spitze des Katheters und am proximalen ZVD-Schenkel)
- Druckabnehmerset (mindestens eines zur PAP-Messung, besser zwei zur simultanen PAP und HZV-Messung)

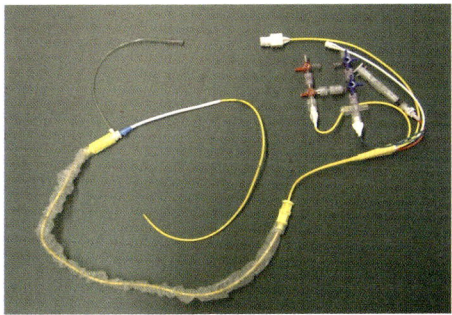

Abb. 22 Pulmonalarterienkatheter mit Schleuse komplett aufgebaut

2.2.2 Anlage des Pulmonalarterienkatheters

Die Anlage erfolgt unter sterilen Bedingungen, insbesondere ist auf Mundschutz und sterile Handschuhe zu achten (lokale Hygienevorschriften beachten)

- Zunächst erfolgt die Anlage der Schleuse, anschließend das Einschwemmen des PAK.

> **!** Nach Erreichen der zentralen Vene (also bei 20 cm Einschwemmtiefe des Katheters über die V. jugularis/V. subclavia bzw. 40 cm über die V. basilica/V. femoralis) darf der Katheter nur noch mit *geblocktem Ballon* geschoben werden, bzw. mit *entblocktem Ballon* gezogen werden (Gefahr der Gefäßverletzung)!

- Das Einschwemmen des Katheters erfolgt immer unter EKG- und Druckkontrolle (**CAVE**: Druck muss von der Spitze des PAK abgeleitet werden!).
- Hierbei sollten folgende Druckkurven (s. Abb. 23) auftreten.

Die Einschwemmung kann somit in **vier Phasen** unterteilt werden:

1. Katheterspitze ist in der zentralen Vene/rechtem Vorhof (Phase 1).
2. Katheterspitze durchquert den rechten Ventrikel, hoher Druck entspricht dem systolischen rechtsventrikulären Druck, hierbei Gefahr der Auslösung von Extrasystolen, Salven und ventrikulären Tachykardien (Phase 2).
3. Katheterspitze liegt in der Pulmonalarterie, der diastolische Druck des pulmonalarteriellen Systems ist jetzt ableitbar (Phase 3).

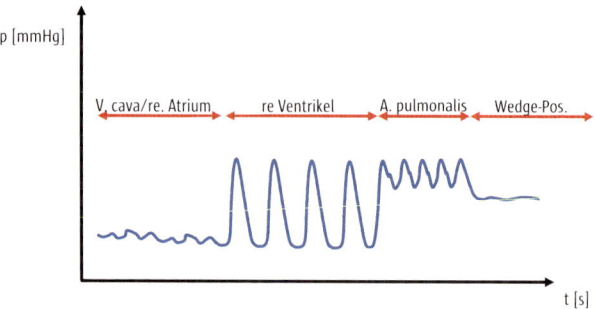

Abb. 23 Druckverlauf an der Katheterspitze beim Einschwemmen eines PAK

4. Katheterspitze liegt in Wedgeposition, deutliche Abflachung der Kurve und Absinken der Druckwerte in den Bereich des diastolischen pulmonalarteriellen Druck (Phase 4).

Nach Messung des Wedgedruckes (korrekterweise des linksventrikulären enddiastolischen Druckes [LVEDP]) wird der Katheter entblockt und in die Pulmonalarterie zurückgezogen. Hier kann er liegen bleiben. Zur eigentlichen HZV-Messung ist jetzt einmalig die Eingabe von Größe und Gewicht des Patienten nötig, es muss ebenfalls überprüft werden, ob der richtige Kathetertyp vom Monitorsystem erkannt wurde.

> Der Pulmonalarterienkatheter wird immer mit aufgeblasenem Ballon vorgeschoben und mit entblocktem Ballon zurückgezogen.

2.2.3 Die HZV-Messung

Zur eigentlichen HZV-Messung müssen folgende Vorbereitungen getroffen werden:

- 10 ml Spritze
- Kühlschrankkaltes (ca. 4–8°C) NaCl 0,9 % (ca. 30–50 ml)
- Überprüfung der korrekten Lage des Katheters (in PA-Position, nicht in Wedge/Ventrikelposition)
- Alle Anschlüsse konnektiert (Druck und Temperatursonde am Einspritzschenkel und am Detektionsschenkel)
- Lagerung des Patienten auf dem Rücken
- Keine signifikanten Blutdruck/Pulsschwankungen in den letzten 10 Minuten (sonst falsche Werte für Schlagvolumen/Widerstandsindizes)
- Korrekte Einstellung des applizierten Flüssigkeitsvolumens im Monitorsystem (in der Regel 10 ml)

2.3 Troubleshooting

Die potentiellen Fehler-/Problemmöglichkeiten bei der Anlage des PAK und der HZV-Messung sind vielfältig. Eine Auswahl der häufigsten Probleme wird im Folgenden beschrieben. Eine Übersicht findet sich in Tabelle 8.

2.3.1 PAK-Anlage

Grundsätzlich sollte die Punktion des Gefäßes unter **Ultraschall-kontrolle** erfolgen, nur somit lässt sich eine Thrombosierung des Gefäßes im Bereich der Einstichstelle ausschließen.

- Lässt sich der Seldingerdraht nicht vorschieben, so kann (initiale intravasale Lage vorausgesetzt) von einer tiefer liegenden Thrombose, einem Abgleiten des Drahtes nach peripher, oder von einer Perforation des Drahtes nach extravasal ausgegangen werden.
- Die Katheteranlage ist dann zu unterbrechen und die Lage des Drahtes am günstigsten mittels Durchleuchtungsuntersuchungen zu verifizieren. Liegt die Schleuse bereits korrekt, kann der PAK aber dennoch nicht vorgeschoben werden, ist hierfür häufig ein spitzer Mündungswinkel der V. jugularis in die V. subclavia verantwortlich (vgl. Abb. 24). Hier hilft ein Zurückziehen der Schleuse um ein bis zwei Zentimeter.
- Beim Einführen des Katheters in die Schleuse ist auf korrekte Orientierung der vorgegebenen Biegung des Katheters zu achten: Diese sollte immer nach links gerichtet sein (Verlauf des Katheters im Herzen). Dadurch kann es aber zum Abbiegen des Katheters entweder in die linke V. subclavia kommen (bei Anlage von rechts) oder in den linken Arm (bei Anlage von links, siehe Abb. 24).
- Im Zweifel ist auch hier eine **Durchleuchtung** durchzuführen.
- Erhält man zuverlässig eine ZVD-Kurve, kann den Katheter jedoch nicht in den rechten Ventrikel vorschieben, so kann eine Trikuspidalstenose oder eine falsche Orientierung des Katheters (mit Abgleiten der Spitze in die V. cava inferior/Lebervene) vorliegen. Hier ist der Katheter nochmals über die Schleuse mit Beachtung der Orientierung einzuführen.
- Erreicht man zwar den Ventrikel, kann den PAK aber nicht bis in die Pulmonalarterie vorschieben, sollte zunächst der Ballon an der Katheterspitze nochmals geprüft werden (**CAVE**: Vorschieben des Katheters nur mit geblocktem Ballon).

- Ist weiterhin kein Einschwemmen möglich, sollte der Patient mit der linken Seite nach oben mit ca. 60° Neigung gelagert werden. Hierdurch wird die Pulmonalklappe an den höchsten Punkt des Ventrikels (aus der Ebene gemessen) gedreht und der (durch die Luft oben schwimmende) Ballon an der Katheterspitze schwimmt leichter durch die Pulmonalklappe.

- Sollte dies auch nicht funktionieren, muss wieder auf die Durchleuchtung zurückgegriffen werden. Kann schließlich die Wedge-Position nicht erreicht werden, liegt in der Regel ein Umschlagen des Katheters vor: Die Katheterspitze zeigt in Richtung Herz zurück bzw. ist in die linke

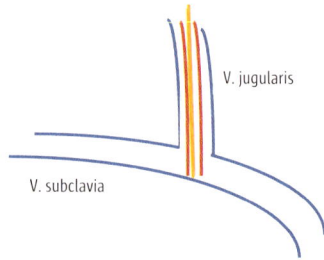

Abb. 24 Schematische Darstellung bei Problemen mit der PAK-Einführung: Die Schleuse (rot) liegt zu tief und verhindert das Vorschieben des PAK (gelb) in Richtung V. Cava. Lösung: Schleuse 1–2 cm zurückziehen

Pulmonalarterie abgeglitten. Durch das Vorschieben des PAK kommt es zu einer Schlaufenbildung im rechten Ventrikel/ des Pulmonalishauptstammes ohne Vorschubwirkung auf die Katheterspitze. Hier hilft häufig nur das Neueinschwemmen des PAKs mit der (zufälligen) Änderung der getroffenen Pulmonalarterie (dann meist rechts).

> *Grundsätzlich gilt bei Schwierigkeiten beim Einschwemmen des PAK, dass im Zweifel eine Durchleuchtung zur Lagekontrolle durchzuführen ist.*

2.3.2 PAK-HZV-Messung

Entscheidende Hinweise für offensichtlich falsche Messergebnisse liefern die Beobachtung der Messkurve bzw. die Fehlermeldungen. Zunächst sollte man sich das Messprinzip nochmals klar machen: Es wird ein bekanntes Volumen kalter Flüssigkeit in den Blutkreislauf gespritzt und die Temperaturänderung des Blutstromes über die Zeit gemessen. Die Fläche unter der Kurve ist proportional zum Volumen des Blutflusses. Daher sollte die Fehlersuche in folgender Reihenfolge durchgeführt werden:

1. Sind alle Stecker korrekt eingesteckt? Insbesondere der Messfühler für die Temperaturmessung beim Einspritzen und der Messfühler an der Spitze des Katheters müssen mit den richtigen Kabeln konnektiert sein. Hier einmal diskonnektieren und auf abgebrochene/verbogene/verdreckte Kontakte achten.

2. Beobachtung der Messung: Wird das kalte Injektat korrekt in der Temperatur gemessen (Anzeige am Monitor: Ti). Diese Anzeige muss beim Einspritzen sehr rasch auf ca. 10–15°C abfallen und darf dann nur langsam ansteigen (durch Erwärmung der Restflüssigkeit um den Messfühler).

3. Nach ca. 0,5–2 s kommt die kalte Flüssigkeit an der Spitze des Katheters an. Dann muss sich die Kurve deutlich verändern (in der Regel wird der Abfall der Temperatur als Anstieg der Kurve dargestellt). Zeigt sich kein Anstieg der Kurve, dann funktioniert entweder der Kontakt Katheter-Monitor nicht, oder die Spitze des Katheters liegt nicht in der Pulmonalarterie (ggf. Röntgenkontrolle/erneutes Einschwemmen des Katheters nötig, hier ist die Verlaufskontrolle der pulmonalarteriellen Druckwerte im Monitorsystem hilfreich)

4. Die Kurve steigt zwar an (also kalte Flüssigkeit kommt an die Katheterspitze), sinkt jedoch nur sehr langsam ab: neben einem natürlich deutlich vermindertem HZV kommen hier insbesondere zusätzlich laufende Infusionen über den PAK oder über einen liegenden großlumigen Zugang (z.B. Sheldonkatheter/ECMO-Katheter) in Frage. Diese sollten, falls möglich für die Zeit der Messung pausiert werden

5. Der Messwert weicht sehr stark im Vergleich zur letzten Messung/zum erwarteten Messwert ab: Wurde die richtige Menge Flüssigkeit gespritzt (Einstellung im Monitor überprüfen!), wurden Körpergröße/Körpergewicht seit der letzten Messung modifiziert (Auswirkung auf den Herzindex, nicht auf das absolute HZV): Kontrolle dieser Ergebnisse im Monitorsystem. Weiterhin kann es sein, dass die Flüssigkeit zu langsam gespritzt wurde. Grundsätzlich gilt: je schneller, desto besser. Die Applikation erfolgte nicht über den proximalen Schenkel, sondern über einen liegenden ZVK/Sheldon: Das System ist auf den festen Abstand zwischen Injektionsort und Katheterspitze geeicht, es muss immer der proximale Schenkel verwendet werden.

Troubleshooting bei der PAK-ANLAGE		
Problem	**Ursache**	**Lösungsmöglichkeit**
Draht lässt sich nicht vorschieben	Draht liegt nicht im Gefäß, Thrombose distal, Draht hat Gefäß (distal) perforiert	Draht zurückziehen, freien Rückfluss von Blut prüfen. Zur Sicherheit Venenverweilkanüle als Platzhalter einlegen und erneute Ultraschallkontrolle/Durchleuchtungskontrolle. Ggf. erneute Punktion
Schleuse liegt, PAK kann nicht vorgeschoben werden	Anstoßen der Schleusenspitze an die Venenwand (nach ca. 15 cm Vorschub)	Zurückziehen der Schleuse um 1–2 cm, erneutes Vorschieben des PAK
	Abgleiten in den Arm/gegenüberliegende V. subclavia (nach ca. 20–40 cm Vorschub)	Rückzug des PAK, Kontrolle der Biegung des PAK, bei anatomischer Variante kann das Einbringen des PAK's unmöglich sein (ggf. Durchleuchtung)
Trotz sicherer ZVD-Kurve kein Vorschieben in den Ventrikel möglich	Trikuspidalstenose, Anatomische Besonderheiten	Orientierung des Katheters korrigieren, Durchleuchtung
PAK erreicht den Ventrikel, aber nicht die Pulmonalarterie	Ballon an der Spitze ist nicht aufgepumpt/defekt, Pulmonalstenose, atypische Lage der Pulmonalklappe, niedriges HZV	Katheter zurückziehen und Ballon überprüfen; Ballon in der V. cava aufblasen. Lagerung des Patienten mit ca. 60° linke Seite nach oben, Echokontrolle der Pulmonalklappe
Wedge-Position kann nicht erreicht werden	Katheter umgeschlagen, Katheterlänge zu kurz (sehr unwahrscheinlich), linke Pulmonalarterie getroffen, daher Aufschieben des Katheters im Ventrikel, Ballon defekt	PAK nochmals einschwemmen, Ballon überprüfen

Troubleshooting bei der HZV-MESSUNG		
Problem	**Ursache**	**Lösungsmöglichkeit**
Messung kann nicht gestartet werden	Anschlüsse verschmutzt, nicht vollständig konnektiert, Steckeranteile verbogen	Kontrolle der Steckverbindungen, sämtliche Kabel kontrollieren (Steckverbindung leicht, kein „Kabel übrig")
Messung startet nicht, trotz „Start"-Signal und Einspritzen der Kochsalzlösung	Temperaturfühler im Bereich des Einspritzortes funktioniert nicht	Kontrolle des Temperaturfühlers: Stecker korrekt erneut aus- und einstecken, Steckerverbindung säubern, Kontrolle auf Kabelbruch
		Kontrolle des Monitors: wird die Einspritztemperatur Ti korrekt angezeigt?

Troubleshooting bei der HZV-MESSUNG		
Problem	Ursache	Lösungsmöglichkeit
Messung startet, wird aber nicht korrekt beendet	Steckerverbindung zum distalen Temperaturfühler locker/nicht eingesteckt/verschmutzt	Kontrolle der Steckverbindung für den Temperaturfühler am distalen PAK-Ende, Einspritzort am PAK (darf NICHT am Sheldon/ZVK sein!)
	Niedriges HZV, falscher Einspritzort	Plausibilitätsprüfung: sehr niedriges HZV möglich?
Messungsergebnisse stark schwankend	Korrekte Lösungsmenge gespritzt, zu langsame Injektion, Änderung der Lagerung/Beatmung/Katecholamintherapie, Körpergröße/Körpergewicht angepasst seit letzter Messung	Kontrolle der gespritzten und der im Monitorsystem eingegebenen Flüssigkeitsmenge. Kontrolle von Körpergröße/-gewicht im Monitorsystem.

Wichtige Literatur zum Pulmonalarterienkatheter

Erstbeschreibung

H. J. Swan, W. Ganz, J. Forrester, H. Marcus, G. Diamond, D. Chonette, Catheterization of the heart in man with use of a flow-directed balloon-tipped catheter. N Engl J Med, 1970. 283(9): p. 447–51.

SUPPORT-Studie (Conners-Studie)

A. F. Connors, Jr., T. Speroff, N. V. Dawson, C. Thomas, F. E. Harrell, Jr., D. Wagner, N. Desbiens, L. Goldman, A. W. Wu, R. M. Califf, W. J. Fulkerson, Jr., H. Vidaillet, S. Broste, P. Bellamy, J. Lynn, W. A. Knaus, The effectiveness of right heart catheterization in the initial care of critically ill patients. SUPPORT Investigators. Jama, 1996. 276(11): p. 889–97.

Weitere wichtige randomisierte Studien

R. S. Friese, S. Shafi, L. M. Gentilello, Pulmonary artery catheter use is associated with reduced mortality in severely injured patients: a National Trauma Data Bank analysis of 53,312 patients. Crit Care Med, 2006. 34(6): p. 1597–601.

A. Rhodes, R. J. Cusack, P. J. Newman, R. M. Grounds, E. D. Bennett, A randomised, controlled trial of the pulmonary artery catheter in critically ill patients. Intensive Care Med, 2002. 28(3): p. 256–64.

Entscheidend ist das Wissen der Untersucher

A. Gnaegi, F. Feihl, C. Perret, Intensive care physicians' insufficient knowledge of right-heart catheterization at the bedside: time to act? Crit Care Med, 1997. 25(2): p. 213–20.

3 Der kontinuierlich messende Pulmonalarterienkatheter (Vigilance®-PAK)

3.1 Qualitätsprofil

Tab. 10   Risiko- und Qualitätsprofil des kont. PAK zur HZV-Messung

Qualität	Punkte
Ubiquitär verfügbar?	2
Schnelle Messung?	3
Kontinuierliche Messung?	2
Grad der Invasivität?	7
Technisch reliable (vom Nutzer unabhängige) Methode?	4
Genaue Messung?	3
Zusätzlicher Informationsgewinn?	3
Technische Störgrößen?	2

Kontinuierlich messender PAK (Vigilance®-PAK)

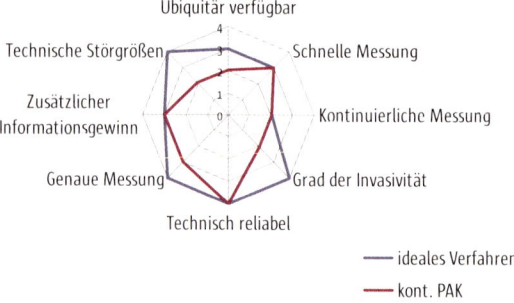

Abb. 25 Mehrdimensionale Darstellung: HZV-Messung mittels kont. PAK

3.2 Allgemeine Informationen

3.2.1 Vorbereitung der PAK-Anlage

Vgl. hierzu auch Kapitel II 2.2.1.

Zur Vorbereitung der Katheteranlage werden neben den Standard-PAK-Zubehör noch folgende Dinge benötigt:

- Vigilance-PAK
- Vigilance Monitor
- Verbindungskabel zum Vigilance® Monitor und ggf. zum zentralen Monitorsystem
- Für die Bolus-HZV-Messung ist ein spezielles Zusatzkabel nötig (Temperaturmessung beim Einspritzen)
- Aktuelle arterielle BGA
- Größe und Gewicht des Patienten

3.2.2 Anlage des Pulmonalarterienkatheter (PAK)

- Die Anlage des kontinuierlichen PAK erfolgt technisch genau gleich der Anlage des „normalen" PAK.
- Spezielle Aspekte sind bei der Kalibrierung der kontinuierlichen Messung der gemischt venösen Sättigung zu beachten. Diese muss zur in vitro Kalibrierung unbedingt **vor dem Spülen des Katheters** noch in der Verpackung liegend durchgeführt werden. Vor Anlage des Katheters ist beim Vigilance II® Monitor eine Testung der Kabel möglich (siehe Betriebsanleitung). Diese kann auch während des Betriebes durchgeführt werden.

Es sind keine spezifischen Besonderheiten bei der Anlage des kont.-PAK-Katheters zu beachten.

3.2.3 Die HZV-Messung

Die kontinuierliche HZV-Messung wird durch Betätigen der Start-Taste gestartet, die kontinuierliche S_vO_2-Messung muss nach erfolgreicher in vitro-Kalibrierung nicht extra gestartet werden. Zu beachten ist die regelmäßige Neukalibrierung (alle 24 h) der gemischt-venösen Sättigung.

Es werden SV und HZV sowie das Enddiastolische Volumen (EDV) und die gemischtvenöse Sättigung gemessen. Das Messprinzip ist eine leichte Erhitzung des Blutstromes durch einen Heizwendel ca. 20 cm von der Spitze des Katheters entfernt. Durch das plötzliche Ausschalten des Stromes sinkt die Bluttemperatur wieder ab, welches an der Spitze des Katheters gemessen wird. Hieraus lassen sich das HZV und das EDV berechnen. Das Bolusprinzip mit kalter Flüssigkeit beim herkömmlichen PAK wird also durch ein (kurzfristiges) Erhitzen und dann Abkühlen des Blutstromes ersetzt. Durch verschiedene Zusatzeingaben oder Übertragungen der Signale (ZVD, arterieller Druck sowie arterielle Sättigung), lassen sich nicht nur weitere Parameter, wie der systemvaskuläre Wiederstand, sondern auch die Sauerstofftransportkapazität (DO_2) und der Sauerstoffverbrauch zuverlässig berechnen (VO_2).

3.3 Troubleshooting

Ergänzend zu Fehlermöglichkeiten des konventionellen PAK (vgl. hierzu Kap. II 2.3) werden im Folgenden weitere spezifische Fehlermöglichkeiten beschrieben.

3.3.1 Kontinuierliche PAK Anlage

Besonders zu beachten bei der kont.-PAK Anlage ist, dass der Katheter etwas dicker ist als der konventionelle PAK. Er lässt sich schwerer durch die Schleuse vorschieben. Speziell der Bereich des Heizwendels (ca 15–25 cm distal der Spitze) ist schwerer zu schieben. Auch sollte der Katheter hier nicht geknickt werden, um nicht ein Brechen des optischen Leiters (für die S_vO_2-Messung) und des Heizdrahtes zu riskieren. Durch den Heizwendel ist dieser Bereich auch nicht so flexibel, daher ist besonders auf die korrekte Orientierung der gekrümmten Spitze beim Einlegen zu achten (s. Abb. 26).

Sonst ergeben sich keine Besonderheiten im Vergleich zum herkömmlichen PAK.

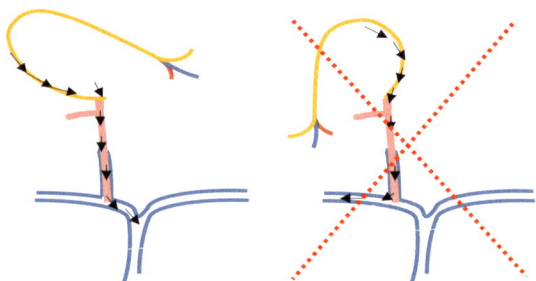

Abb. 26 Korrekte Beachtung der Biegung des PAK beim Einführen des Katheters in die Schleuse in der rechten V. jug. (linkes Bild). Falsche Orientierung der Biegung mit Gefahr des Abgleitens in die Armvene (rechtes Bild). Dies gilt natürlich sinngemäß bei linksseitigen Zugängen.

3.3.2 Kontinuierliche PAK-HZV-Messung

Diese erfolgt vollautomatisch, hier treten keine gängigen Probleme auf. Lediglich die Kabel sind regelhaft zu prüfen (ggf. auch mit dem internen Testmodul). Sollten das Schlagvolumen (SV) und das Enddiastolische Volumen (EDV) nicht angezeigt werden, so liegt dies an der fehlenden Übertragung der Herzfrequenz vom zentralen Monitorsystem in den Vigilance Monitor. Für die Anzeige des systemvaskulären Widerstandes müsste zusätzlich der arterielle Blutdruck und der ZVD überspielt bzw. manuell eingegeben werden. Hier liegen die häufigsten Probleme in der Kommunikation zwischen dem Monitorsystem und dem kont.-PAK (Kabelbruch, Schmutz, fehlendes Kabel).

Zu beachten ist, dass die kontinuierliche Messung des HZV keine „beat to beat" Messung ist (also keine Echtzeitmessung), sondern dass das HZV im Minutenrhythmus bestimmt wird. Das bedeutet, dass der angezeigte Wert immer einige Minuten „verspätet" angezeigt wird. Dies ist besonders bei Funktionstests (Flüssigkeitsbolusgabe über einen kurzen Zeitraum) zu beachten und zu berücksichtigen.

Tab. 11 Zusätzliche Fehlermöglichkeiten bei kont. PAK-System. Ergänzung der Troubleshooting-Tabelle des einfachen PAK (vgl. Tab. 8)

Zusätzliche Fehlermöglichkeiten bei kont. PAK-System		
Problem	Ursache	Lösungsmöglichkeit
Kontinuierliche PAK-ANLAGE		
Beim Vorschieben des PAKs Widerstand	Relativ größerer Katheter bei gleichbleibender Schleusengröße	Ist normal.
PAK erreicht nicht den Ventrikel	Falsche Orientierung der Katheterkrümmung beim Einführen in die Schleuse	Rückzug des Katheters und Neueinfädelung

Zusätzliche Fehlermöglichkeiten bei kont. PAK-System		
Problem	**Ursache**	**Lösungsmöglichkeit**
HZV-MESSUNG		
SV bzw. EDV-Werte werden nicht angezeigt	Kommunikation zwischen Monitorsystem und Vigilance®-Monitor funktioniert nicht	Kabel korrekt eingesteckt (Richtung des Informationsflusses: Zentrales Monitorsystem AUSGANG für HF/RR und EINGANG des Vigilance®-Monitors), Kabelverbindung sauber, Übertragungsprotokoll korrekt (analog vs. digital, von der Medizintechnik bestimmt)
HZV-Antwort sehr träge bei Flüssigkeitsbolus	Keine „beat-to-beat" Analyse des HZV, sondern minütliche Messung	Antwort des Systems abwarten, Dauer mindestens 5 Minuten, keine Reaktion in Sekunden zu erwarten.

Wichtige Arbeiten zum kont.-PAK

Evaluation

S. A. Burchell, M. Yu, S. A. Takiguchi, R. M. Ohta, S. A. Myers, Evaluation of a continuous cardiac output and mixed venous oxygen saturation catheter in critically ill surgical patients. Crit Care Med, 1997. 25(3): p. 388–91.

A. Cariou, M. Monchi, J. F. Dhainaut, Continuous cardiac output and mixed venous oxygen saturation monitoring. J Crit Care, 1998. 13(4): p. 198–213.

D. L. Medin, D. T. Brown, R. Wesley, R. E. Cunnion, F. P. Ognibene, Validation of continuous thermodilution cardiac output in critically ill patients with analysis of systematic errors. J Crit Care, 1998. 13(4): p. 184–9.

L. D. Nelson, The new pulmonary arterial catheters. Right ventricular ejection fraction and continuous cardiac output. Crit Care Clin, 1996. 12(4): p. 795–818.

Klinische Anwendung

M. Boyle, M. Murgo, J. Lawrence, A. Belessis, Y. Shehabi, Assessment of the accuracy of continuous cardiac output and pulse contour cardiac output in tracking cardiac index changes induced by volume load. Aust Crit Care, 2007. 20(3): p. 106–12.

R. M. Breukers, A. B. Groeneveld, R. B. de Wilde, J. R. Jansen, Transpulmonary versus continuous thermodilution cardiac output after valvular and coronary artery surgery. Interact Cardiovasc Thorac Surg, 2009. 9(1): p. 4–8.

4 Das PiCCO®-System

4.1 Qualitätsprofil

Zum Risikoprofil ist speziell beim PiCCO®-System eine Bemerkung vorwegzunehmen: Die Beurteilung der Invasivität folgt formal den oben aufgestellten Kriterien (vgl. Kap. II 1 – Einleitung). Grundsätzlich sind, im Gegensatz zu anderen Verfahren, zwei Zugänge nötig (ein femoraler Arterienzugang und ein zentraler Katheter), was zu einem schlechteren Punktwert in dieser Kategorie führt. Hierbei sollte jedoch erwähnt werden, dass Patienten, die so schwer erkrankt sind, dass ein Monitoring eingesetzt werden muss, in der Regel einen zentralen Venenzugang haben und auch einer invasiven Blutdruckmessung bedürfen. Daher sind die Zugänge häufig vorhanden.

Tab. 12 Risiko- und Qualitätsprofil des PiCCO®-Systems zur HZV-Messung

Qualität	Punkte (max.)
Ubiquitär verfügbar?	3
Schnelle Messung?	3
Kontinuierliche Messung?	2
Grad der Invasivität?	1
Technisch reliable (vom Nutzer unabhängige) Methode?	3
Genaue Messung?	3
Zusätzlicher Informationsgewinn?	3
Technische Störgrößen?	3

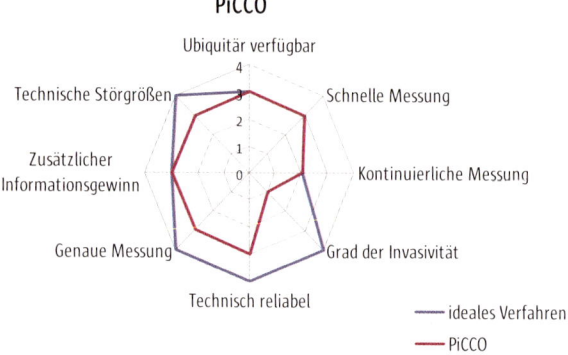

Abb. 27 Mehrdimensionale Darstellung: HZV-Messung mittels PiCCO®

4.2 Allgemeines

Das PiCCO®-System hat sich in den letzten Jahren zu einem weit verbreiteten Standardverfahren zur invasiven HZV-Messung auf der Intensivstation etabliert. Die Komponenten wurden von der Fa. Pulsion vom Standard PiCCO® über PiCCOplus® zum jetzigen PiCCO$_2$® kontinuierlich weiterentwickelt. Daher haben sich auch der technische Aufbau und die Möglichkeiten etwas geändert, prinzipiell sind folgende Teile zur Anlage nötig:

4.2.1 Vorbereitung zur ZVK-Anlage

Zur Vorbereitung der Katheteranlage werden folgende Dinge benötigt:
- Steriles Abdeckset
- Lokalanästhetikum (auch wenn Patient intubiert und beatmet ist, auf bekannte Allergien achten!)
- Sterile Kochsalzlösung
- ZVK
- Dreiwegehähne nach Stationsstandard
- Verbandsmaterial
- Nahtmaterial
- Skalpell
- Anschlusskabel für HZV-Messung (Thermosonde für die Wasserinjektion)
- Druckabnehmerset (mindestens eines zur ZVD-Messung)
- ggf. ScO$_2$-Sonde (für PiCCO$_2$®-System)

Es sollte ein Zugang der Jugularvenen bzw. in die V. subclavia gewählt werden, auch ein peripher eingelegter ZVK (sog. PICC, peripherally inserted central catheter) über die V. basilaris ist geeignet. Bezüglich der V. femoralis gibt es positive Studiennachweise, dass auch hier das Verfahren grundsätzlich funktioniert, es erscheint aber fehleranfälliger (längerer Weg zum Herzen etc.).

Die ZVK-Anlage erfolgt dann nach Standard.

4.2.2 Vorbereitung der Arterienkatheteranlage

Prinzipiell ist der Zugangsweg sowohl an der Radialarterie möglich, es wird aber in aller Regel der femorale Zugang genutzt. Die Größe des Katheters erlaubt keine direkte Punktion des Gefäßes bzw. Einbringen des Katheters, sondern es muss vergleichbar einer Schleusenanlage im Herzkatheter/Angiographie eine Dilatation nach der Punktion des Gefäßes durchgeführt werden. Folgendes sollte daher vorbereitet sein:

- Steriles Abdeckset
- Lokalanästhetikum (auch wenn Patient intubiert und beatmet ist, auf bekannte Allergien achten!)
- Sterile Kochsalzlösung
- PiCCO®-Arterien-Katheter (bestehend aus speziellem Seldinger Einführbesteck, Führungsdraht, Kanüle, Dilatator, vgl. Abb. 28)
- Dreiwegehähne nach Stationsstandard
- Verbandsmaterial
- Nahtmaterial
- Skalpell
- Anschlusskabel für HZV-Messung (Thermosonde für die Temperaturmessung an der Spitze des Katheters)
- Arterielles Druckabnehmerset
- Aufbau und Anschluss entweder des externen Monitors und/oder Prüfung desselben.

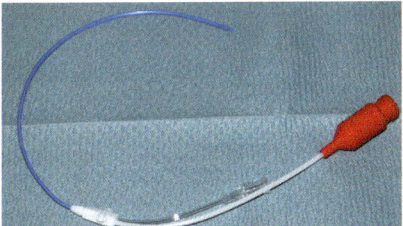

Abb. 28 PiCCO-Arterien-Katheter

Bezüglich des Messprinzips wird auf Kapitel I 1 verwiesen. Kurz zusammenfassend wird beim PiCCO®-System ein Thermodilutionsverfahren (Kälteapplikation) durchgeführt. Dieses liefert auf der einen Seite die statischen HZV-Werte zum Messzeitpunkt, auf der anderen Seite dient es zur Eichung und Festlegung des Referenzwertes der Pulskonturanalyse und damit der kontinuierlichen „Messung" (bzw. eigentlich korrekter) „Berechnung" des HZV.

4.2.3 Die HZV-Messung

Die eigentliche HZV-Messung wird am PiCCO®-System wie folgt vorbereitet und durchgeführt:

- Bereitstellung von ca. 60–80 ml kühlschrankkaltem (4–8°C) NaCl 0,9 %
- 20 ml Spritze
- Kontrolle von Blutdruckamplitude und Wellenform, bei Vorhofflimmern ist die kontinuierliche HZV-Messung nur eingeschränkt zu verwenden
- Kontrolle der Bolusmenge im System (Standardbolus meist 15 ml, bei Erwachsenen 10–20 ml möglich)
- Start der Messung am Gerät/Monitor
- Bolusgabe der kalten Infusionslösung nach Startsignal des Monitors

Pulskonturanalyse der arteriellen Blutdruckkurve. Diese wird während der Bolus-HZV-Messung aufgezeichnet und das gemessene SV mit der Fläche unter der Druckkurve bis zum Schluss der Aortenklappe korreliert (s. Abb. 29).

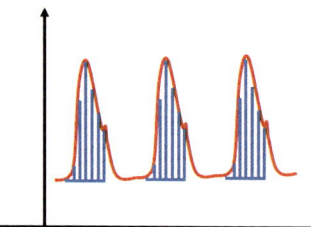

Abb. 29 Die kontinuierliche HZV-Messung erfolgt über eine Pulskonturanalyse:
Rot: die arterielle Druckkurve
Blau: die Fläche unter der Kurve bis zum Schluss der Aortenklappe („Dicrotic Notch").
Diese ist proportional zum Schlagvolumen.

Daher erfolgt die Schlagvolumenberechnung nach Kontrolle der Puls-kurve von Schlag zu Schlag. Diese muss jedoch alle 6 h (nach Herstel-lerangabe) erneut mit einer Bolusmethode geeicht werden. Weiterhin ist die HZV-Messung nur bei gut liegendem PiCCO®-Arterienkatheter zu verwerten. Kommt es zur Dämpfung oder Übersteuerung oder zum Anlegen an die Arterienwand, muss eine erneute Eichung durchge-führt werden. Hiervon sind natürlich auch alle abgeleiteten Para-meter (SVR, SVRI, SV etc.) betroffen!

> Der Patient muss bei der PiCCO®-HZV-Messung eine adäquate Blut-druckkurve aufweisen (keine Dämpfung, kein Überschießen der Kurve, vgl. Kap. I 5.3). Nur dann kann die kontinuierliche Messung des HZV funktionieren!

4.3 Troubleshooting

Durch die Nutzung bekannter Katheter (ZVK und Arterienkatheter) ist die Fehlerhäufigkeit beim PiCCO®-System geringer als bei einem seltener ge-nutzten Verfahren (z. B. PAK). Mögliche Fehlerquellen seien hier zusammen-gefasst:

4.3.1 Die PiCCO®-Anlage/ZVK-Anschluss

- Im Vergleich zum femoralarteriellen Standardkatheter ist der Seldingerdraht deutlich dünner.
- Trotz der neuen Nitinol-Drähte ist ein Abknicken des Katheters gerade bei adipösen Patienten allerdings deutlich häufiger als beim Standardseldinger-Draht. Hier ist es unter Umständen nötig, dass eine Hilfsperson für einen möglichst geraden Lauf des Drahtes und des Dilatators durch Wegdrücken des subku-tanen Fettgewebes sorgt.
- Kommt es zur Knickbildung des Katheters, sollte durch den liegenden Dilatator ein neuer Draht eingelegt werden, da über einen geknickten Draht die Führung des PiCCO®-Katheters nur sehr eingeschränkt möglich ist und die im Katheter lie-gende Führung des Temperaturfühlers beschädigt werden kann (vgl. hierzu Abb. 30).

■ Da das Innenlumen durch den Temperaturfühler nicht rund ist, kann auch kein Standardersatzdraht verwendet werden (dieser lässt sich zwar durch den Dilatator einführen, der PiCCO®-Katheter jedoch nicht auf den Draht auffädeln), sondern es muss der PiCCO®-Ersatzdraht verwendet werden.

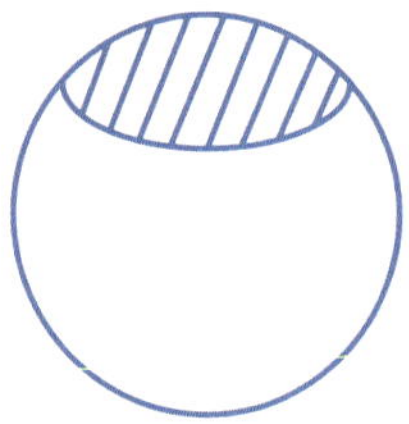

Abb. 30 Querschnitt durch den PiCCO-Katheter: Der schraffierte Teil des Lumens beinhaltet die Temperatursonde. Daher ist ein Standard-(rund!)-Seldinger Draht NICHT als Ersatz geeignet. Es muss der spezielle PiCCO-Seldingerdraht verwendet werden.

Sonst sind bei der Anlage keine Probleme zu erwarten. Beim Anschluss des Kabels an den PiCCO®-Katheter kommt es durch Verschmutzungen des „weiblichen"-Steckers (Kabel vom Monitor zum PiCCO®-Katheter) leicht zum Abbiegen eines der vier Kontaktstifte des Katheters.

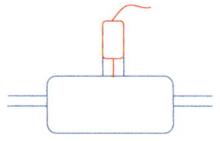

Weiterhin erfolgt die Kontrolle des ZVK-Injektionsadapters (auch hier zeigt ein dünner metallener Temperaturfühler in das Lumen des Adapters für den ZVK, dieser bricht oder verbiegt leicht; vgl. Abb. 31).

Abb. 31 Schematische Skizze des PiCCO-ZVK-Thermoadapters (rot) mit einer singulären Temperaturmessspitze

4.3.2 PiCCO-HZV-Messung

Die Messung selbst erfolgt wieder nach Starten des Messzyklus durch Einspritzen der kalten NaCl-Lösung möglichst zentral am ZVK vor der Temperatursonde. Als Erfolgskontrolle der korrekt funktionierenden Anschlüsse muss wieder die als T_i angezeigte Einspritztemperatur der Lösung deutlich abfallen und nach wenigen Sekunden ein Anstieg der Kurve als Zeichen eines Abfalls der Temperatur an der arteriellen Katheterspitze auftreten. Die Messung ist wie üblich dreimal zu wiederholen, weitere Fehlermöglichkeiten seitens des Benutzers können bei diesem System nicht auftreten.

Tab. 13 Troubleshooting PiCCO®-HZV: Aufbau und Messung

Troubleshooting PiCCO®: Arterien-Anlage		
Problem	**Ursache**	**Lösungsmöglichkeit**
PiCCO®-Katheter kann nicht eingeführt werden	Draht verbogen: häufig bei komplizierter Anlage/adipösen Patienten	Falls möglich Dilatator im Gefäß liegen lassen und für die Katheteranlage neuen Draht einführen (Muss ein PiCCO®-Draht sein)

Troubleshooting PiCCO®: HZV-Messung		
Problem	**Ursache**	**Lösungsmöglichkeit**
Gerät registriert den Start der Messung nicht	Anschlussstecker am ZVK nicht korrekt eingesteckt, Messsonde verbogen, Einspritzstelle proximal des Messortes	Kontrolle des Steckers, Kontrolle des Einspritzaufbaus (Spritzzugang → Temperaturmessung → Patient)
Gerät zeigt keinen Anstieg des Messkurve (kalte Flüssigkeit kommt nicht an der PiCCO®-Arterie an)	Anschlussstecker PiCCO®-Arterie an Monitorkabel nicht korrekt eingesteckt/Stecker verbogen?	Kontrolle Kabel, neue PiCCO®-Arterie!

Literatur zum PiCCO®-System

Einführung und Vergleich zum PAK

G. Della Rocca, M. G. Costa, L. Pompei, C. Coccia, P. Pietropaoli, Continuous and intermittent cardiac output measurement: pulmonary artery catheter versus aortic transpulmonary technique. Br J Anaesth, 2002. 88(3): p. 350–6.

C. Wiesenack, C. Prasser, C. Keyl, G. Rodig, Assessment of intrathoracic blood volume as an indicator of cardiac preload: single transpulmonary thermodilution technique versus assessment of pressure preload parameters derived from a pulmonary artery catheter. J Cardiothorac Vasc Anesth, 2001. 15(5). p. 584–8.

Übersicht der Methode und weiterer Parameter

F. Michard, Bedside assessment of extravascular lung water by dilution methods: temptations and pitfalls. Crit Care Med, 2007. 35(4): p. 1186–92.

S. G. Sakka, C. C. Ruhl, U. J. Pfeiffer, R. Beale, A. McLuckie, K. Reinhart, A. Meier-Hellmann, Assessment of cardiac preload and extravascular lung water by single transpulmonary thermodilution. Intensive Care Med, 2000. 26(2): p. 180–7.

Outcome

G. A. Ospina-Tascon, R. L. Cordioli, J. L. Vincent, What type of monitoring has been shown to improve outcomes in acutely ill patients? Intensive Care Med, 2008. 34(5): p. 800–20.

4.4 Weitere Werte und deren Interpretation beim PiCCO Katheter

4.4.1 Theoretische Grundlagen

Bei einer Messung mittels Thermodilution mit dem PiCCO-Gerät werden nicht nur HZV und daraus das SV gewonnen, es können weiterhin auch bestimmte Flüssigkeitsvolumina in verschiedenen Körperkompartimenten und das extravaskuläre Lungenwasser bestimmt werden. Hierzu werden einige Annahmen und Rechenschritte vollzogen, die hier zunächst erläutert werden sollen, um eine Basis zur Interpretation der Werte zu haben:

Mit der Messkurve einer Thermodilutionsmessung werden prinzipiell zwei Tests durchgeführt: Zum einen erfolgt durch Integration der Fläche über einem bestimmten Teilstück die Bestimmung des HZV, zum anderen wird durch Ableitung die Steigung der Geraden während der Annäherung an die Ausgangstemperatur erfasst. Diese ist ein Maß für die Umverteilungsgeschwindigkeit der Wärme im Herz-Lungenkreislauf. Hieraus werden durch verschiedene (ideale) Annahmen unterschiedliche Volumenkompartimente des vom Blut durchflossenen Bereiches messbar. Dies erfolgt im Einzelnen in diesen Schritten:

Zunächst betrachtet man nacheinander die blutdurchflossenen Räume/Volumina (s. Abb. 32) vom Injektionsort bis zum Detektionsort: Korrekte Lage

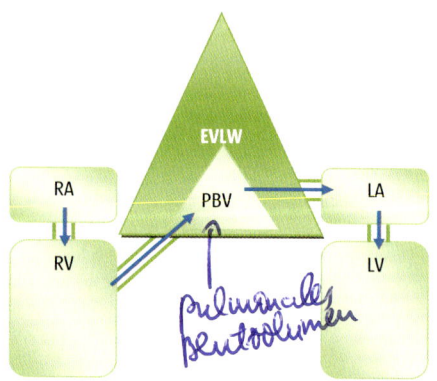

Abb. 32 Blutfluss (blaue Pfeile) durch die verschiedenen Kompartimente des Thorax. Diesem folgt die gekühlte Indikatorflüssigkeit und gibt in jedem Kompartiment Wärme ab. Diese kann mit einigen Grundannahmen und Messungen berechnet werden (siehe Text). RA: Rechtes Atrium mit dem rechtsatrialen enddiastolischen Volumen (RAEV), RV: rechter Ventrikel mit dem rechtsventrikulären enddiastolischen Volumen (RVEV), PBV: pulmonales Blutvolumen, EVLW: Extravaskuläres Lungenwasser, LA: linkes Atrium mit dem linksatrialen enddiastolischen Volumen (LAEV), LV: linker Ventrikel mit dem linksventrikulären enddiastolischen Volumen (LVEV), alle Kompartimente zusammen werden als ITTV bezeichnet. Alle blutgefüllten Kompartimente (also alles außer EVLW) wird als intrathorakales Blutvolumen (ITBV) bezeichnet.

der Katheter vorausgesetzt sind das im Wesentlichen sechs Kompartimente (in Klammern immer das gefüllte, also enddiastolische Volumen als das Maximum angegeben):

1. Der rechte Vorhof (rechtsatriales enddiastolisches Volumen, RAEV)
2. Der rechte Ventrikel (rechtsventrikuläres enddiastolisches Volumen, RVEV)
3. Die Lungenstrombahn (Pulmonales Blutvolumen, PBV)
4. [Extravaskuläres Lungenwasser, EVLW („feste" Bestandteile werden nicht berücksichtigt, da deren Wärmekapazität deutlich geringer ist)] zwar nicht durchflossen, nimmt aber am Wärmeaustausch teil
5. Der linke Vorhof (linksatriales enddiastolisches Volumen, LAEV)
6. Der linke Ventrikel (linskventrikuläres enddiastolisches Volumen, LVEV)

Grafisch lässt sich dies wie folgt anordnen. Aus der gemessenen Temperaturverlaufskurve und der hierfür benötigten Zeit lassen sich einige Kernwerte bestimmen. Anschließend werden hieraus durch einfach Subtraktion bzw. Addition die einzelnen Volumina wie folgt berechnet. Zunächst wird ein weiteres Gesamtkompartiment eingeführt, das intrathorakale Thermodilutionsvolumen (ITTV; s. Abb. 33):

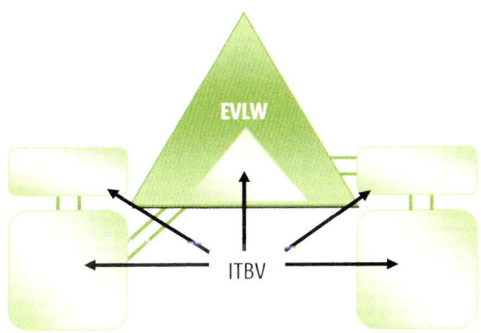

Abb. 33 ITTV

Dies besteht aus den blutführenden Anteilen und dem extravaskulären Lungenwasser:

ITTV = (RAEV + RVEV + LAEV + LVEV) + PBW + EVLW

Der Ausdruck in Klammern wird in der Regel als gesamtenddiastolisches Volumen bezeichnet (GEDV), so dass sich für das Blutvolumen im Thorax folgende Gleichung ergibt:

ITTV = ITBV + EVLW

Wobei das intrathorakale Blutvolumen (ITBV, vgl. Abb. 34) alle „blutgefüllten" Kompartimente bezeichnet.

Hierbei gilt:

ITBV = GEDV + PBW

Da die Indikatorflüssigkeit ihre „Kälte" über dem gesamten Fluss abgibt, lässt sich aus der Kurve und dem HZV das ITTV wie folgt bestimmen:

ITTV = HZV x Mittlere Transitzeit

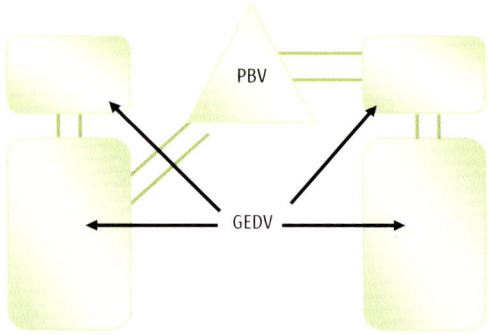

Abb. 34 ITBV

Die **mittlere Transitzeit** wird gemessen vom Zeitpunkt der Injektion bis zum dem Zeitpunkt, an dem die Hälfte des Indikators den Messpunkt passiert hat (vgl. Abb. 35).

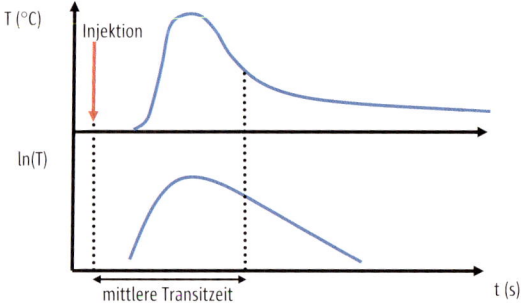

Abb. 35 Darstellung der mittleren Transitzeit: Oben angezeigt ist die original Messkurve (Temperaturverlauf an der Spitze des PiCCO-Katheters über die Zeit). Unten wird die Kurve halblogarithmisch aufgetragen. Messende ist der Zeitpunkt, an der die Kurve in eine Gerade übergeht.

Zur Bestimmung des **pulmonalen Blutvolumens** wird die sog. „Downslope"-Zeit benötigt. Dies ist die Zeitspanne, in der die logarithmische Kurve als Gerade verläuft. Auch diese kann im System gemessen werden (vgl. Abb. 36).

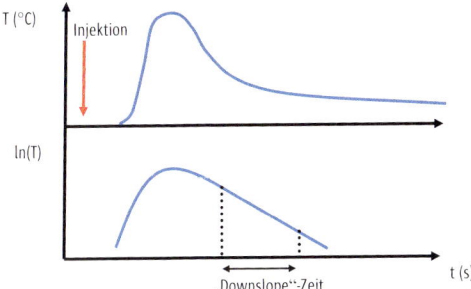

Abb. 36 Darstellung der „Downslope"-Zeit: Oben angezeigt ist die originale Messkurve (Temperaturverlauf an der Spitze des PiCCO-Katheters über die Zeit). Unten wird die Kurve halblogarithmisch aufgetragen. Messstart ist der Zeitpunkt, an der die untere Kurve zur Geraden wird, Messende ist, wenn sie nicht mehr als Gerade verläuft.

Die Formel für die Berechnung des pulmonalen Thermovolumens (PTV) lautet:

PTV = HZV x Downslope-Zeit

und

PTV = PBV+EVLW

Damit lässt sich zunächst das globale enddiastolische Volumen als Maß für die Füllungsvolumina des gesamten Herzens berechnen:

GEDV = ITTV − PTV

oder

GEDV = (HZV x mittlere Transitzeit) - (HZV x Downslope-Zeit)

Bekannt ist weiterhin, dass das pulmonale Blutvolumen (beim Menschen) ca. 25 % des enddiastolischen Blutvolumens beträgt, somit lässt sich das pulmonale Blutvolumen wie folgt abschätzen:

PBV = 0,25 x GEDV

Ist das pulmonale Blutvolumen bekannt, ergibt sich hieraus das extravaskuläre Lungenwasser mit

EVLW = ITTV − (PBV + GEDV)

bzw.

EVLW = ITTV − (0,25 x GEDV + GEDV)

EVLW = ITTV − 1,25 x GEDV

Damit sind alle relevanten Volumina aus gemessenen Zeiten und dem Temperaturkurvenverlauf berechenbar. Zusammenfassend interessieren insbesondere als weitere Parameter:

- GEDV: Maß der Füllung des Gesamtherzens
- EVLW: Flüssigkeit außerhalb des pulmonalen Gefäßbettes (interstitielle und alveoläre Flüssigkeit, „Lungenödem")

Alle Volumeneinheiten werden in ml angegeben.

4.4.2 Weitere Funktionsparameter

Als Funktionsparameter werden durch das PiCCO die Schlagvolumenvarianz (SVV), die Pulsdruckvariation (PPV) und die Steilheit des Druckanstieges der arteriellen Druckkurve (dPmax) bestimmt. Ebenso werden die globale Auswurffraktion (GEF) sowie der kardiale Funktionsindex (CFI) berechnet. Dies funktioniert im Einzelnen wie folgt:

Die Schlagvolumenvarianz (SSV)

Während der mechanischen Beatmung kann die atemabhängige Varianz des Schlagvolumens anhand der arteriellen Pulskurve nachvollzogen werden. Voraussetzung für die adäquate Beurteilbarkeit ist die vollkontrollierte Beatmung. Je höher die Varianz des Schlagvolumens ausfällt, desto niedriger ist der enddiastolische Füllungsdruck des Ventrikels. Das bedeutet, dass sich der positive Druck der Beatmung umso stärker auf den Ventrikel auswirkt (und damit die Füllung behindert), je geringer der Druck innerhalb des Ventrikels dagegen wirkt (s. Abb. 37).

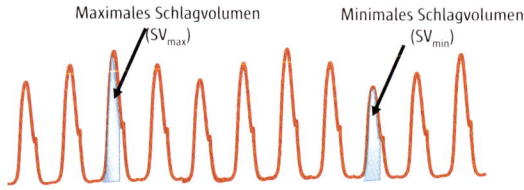

Abb. 37 Schlagvolumenvarianz während der kontrollierten Beatmung als Maß der Flüssigkeitsreagibilität: Es wird die Differenz zwischen höchstem und niedrigstem Schlagvolumen (SV_{max} und SV_{min}) ins Verhältnis zum mittleren Schlagvolumen (SV_{mittel}) gesetzt.

Aus dem SV_{max}, SV_{min} und SV_{mittel} (s. Abb. 37) lässt sich ein Quotient, die Schlagvolumenvarianz bestimmen:

$$SSV = \frac{SV_{max} - SV_{min}}{SV_{mittel}}$$

Die Einheit ist [%].

Je niedriger die SVV, desto geringer ist die Wahrscheinlichkeit der Flüssigkeitsreagibilität des Ventrikels (Der Ventrikel ist bei niedriger SVV bereits gut gefüllt). Höher-gradige Rhythmusstörungen oder ein Vorhofflimmern dürfen ebenfalls nicht vorliegen, da hier bereits unter normalen Umständen erhebliche Schwankungen des Schlagvolumens auftreten.

Pulsdruckvariation (PPV)

Bei der Pulsdruckvariation wird nicht das Schlagvolumen, sondern die Schwankung des arteriellen Druckes während eines Beatmungszyklus gemessen. Voraussetzung ist wiederum die vollkontrollierte Beatmung und das Fehlen von Rhythmusstörungen wie z. B. Vorhofflimmern. Berechnet wird die Differenz aus maximalem und minimalem Pulsdruck im Verhältnis zum mittleren Pulsdruck (s. Abb. 38).

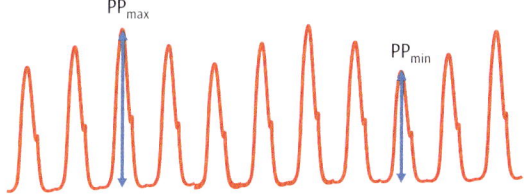

Abb. 38 Pulsdruckvariation während der kontrollierten Beatmung als Maß der Flüssigkeitsreagibilität: Es wird die Differenz zwischen höchstem und niedrigstem Pulsdruck (PP_{max} und PP_{min}) ins Verhältnis zum mittleren Pulsdruck (PP_{mittel}) gesetzt.

Die Pulsdruckvariation wird nach folgender Formel berechnet:

$$PPV = \frac{PP_{max} - PP_{min}}{PP_{mittel}}$$

Die Einheit ist [%].

Linksventrikuläre Kontraktion (dP_{max})

Die linksventrikuläre Kontraktilität dient als direktes Maß für die Fähigkeit des Ventrikels, Blut auszuwerfen. Diese wird indirekt durch die Steilheit des Druckanstieges in der Aorta gemessen: Je steiler der Anstieg, desto kräftiger kontrahiert der linke Ventrikel. Dies wird ebenfalls an der arteriellen Pulskurve gemessen und in mmHg/s angegeben (s. Abb. 39).

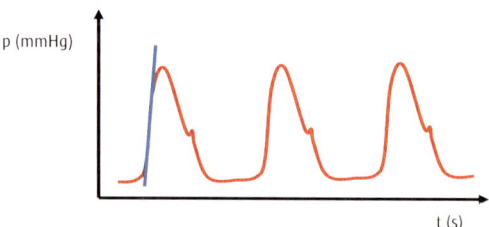

Abb. 39 Maximaler Druckanstieg während der Systole als Maß für die Kontraktilität des linken Ventrikels. Gemessen wird die Steigung der Geraden (blau). Die Einheit ist mmHg/s.

Globale Auswurffraktion (GEF)

Die globale Auswurffraktion wird aus den obigen Messwerten berechnet als Maß der systolischen Funktion des Herzens. Als reine Berechnungswerte sollen sie Anhalt über die Reaktionsfähigkeit des linken Ventrikels auf Änderung des Füllungszustandes geben.

Sie wird so berechnet:

$$GEF = \frac{SV}{\frac{1}{4} \times GEDV}$$

Die Einheit ist [%].

Kardialer Funktionsindex (CFI)

Der kardiale Funktionsindex ist ebenfalls ein errechneter Parameter aus dem Herzzeitvolumen und dem globalen enddiastolischen Volumen. Er setzt also ebenfalls das globale kardiale Volumen mit der Herzleistung in Beziehung.

Der Quotient lautet:

$$CFI = \frac{HZV}{GEDV}$$

Die Einheit ist [$\frac{1}{min}$].

Kardiale Kraftindex (Cardial Powerindex, CPI)

Dieser Index wird in der Routine (noch) nicht regelhaft verwendet. Er entspricht dem Produkt aus mittlerem arteriellen Druck und dem Herzindex multipliziert mit einer Konstanten. Er setzt sich also aus Funktion (HZV) und Ergebnis (mittlerer arterieller Druck als der entscheidende Parameter für die Organperfusion) zusammen. Bisher hauptsächlich in Studien verwendet ist er ein sehr guter Prädiktor für die Mortalität nach kardiogenem Schock.

Er wird wie folgt berechnet:

CPI = CI x MAP x 0,00222

Die Einheit ist [$\frac{W}{m^2}$].

4.4.3   Klinischer Nutzen der weiteren Parameter des PiCCO-Systems

Diese Parameter sind statisch gemessene Parameter, sie werden jedoch aus der einmal gemessenen Zeit und dem sich ändernden HZV (aus der Pulskonturanalyse) auch kontinuierlich dargestellt.

> *Relevant für die Praxis ist vor allem das EVLW als Maß der extravasalen Flüssigkeit im Bereich der Lunge. Steigt dieser über 18 ml/kgKG, so ist dies mit einem schlechteren Outcome vergesellschaftet. Besonders relevant wird der Wert (und dies gilt auch für die weiteren vorgestellten Werte), wenn sie im Verlauf bestimmt werden: Hier ist insbesondere klinisch die Korrelation zwischen Beatmungssituation/Oxygenierung, EVLW und Flüssigkeitsbilanz seit der letzten Messung zu beachten. Dies erlaubt sehr gute Hinweise auf die Wertigkeit der EVLW-Messung bei diesem speziellen Patienten.*

Ebenfalls gut etabliert ist das GEDV als Maß der individuellen Flüssigkeitsfüllung des Herzens. Hier müssen jedoch Vorerkrankungen (z. B. dilatative Kardiomyopathie) bei der Bewertung der Absolutwerte mitberücksichtigt werden. Unter diesen Vorraussetzungen kann die Beachtung der Füllungsvolumina eine wertvolle Hilfe zur Erreichung der optimalen Vorlast sein. Insbesondere wenn die Entwicklung des GEDV in Beziehung zum SV gesetzt wird. Dies kann man durch einfache klinische Beobachtung erreichen (bei welchem Wert des GEDV erreiche ich bei diesem Patienten das optimale SV) oder man verwendet die „neuen" Funktionsparameter kardialer Funktionsindex und die globale Auswurffraktion.

Zur Praediktion des Verhaltens auf einen Flüssigkeitsbolus sind beim **kontrolliert beatmeten und rhythmischen** Patienten auch die **Schlagvolumenvarianz** (SVV) oder besser die **Pulsdruckvariation** (PPV) geeignet. Werte über 10 % zeigen eine sehr wahrscheinliche Flüssigkeitsreagibilität des Patienten an. Hier kann ein Therapieversuch mit einem 250 ml/500 ml NaCl-Bolus zur Bestätigung durchgeführt werden.

Die **kardiale Kontraktilität**, also die Frage nach der Verabreichung eines positiv inotropen Medikamentes versuchen die dP$_{max}$ und der CPI zu beantworten.

4.5   Normwerte

Die Normwerte und die zugehörigen Einheiten lauten wie folgt (s. Tab. 14):

Tab. 14   Normwerte Parameter des PiCCO

Normwerte Parameter des PiCCO			
Parameter	Abkürzung	Einheit	Normwert
Herzzeitvolumen	HZV	l/min	
Herzindex	HI/CI	l/min/m²	3,0–5,0
Schlagvolumen	SV	ml	
Globaler enddiastolischer Volumenindex	GEDVI	ml/m²	680–800
Extravaskulärer Lungenwasserindex	ELWI	ml/kg	3,0–7,0
Schlagvolumenvariation	SVV	%	< 10
Pulsdruckvariation	PPV	%	< 10
Kardialer Funktionsindex	CFI	1/min	4,5–6,5
Globale Auswurffraktion	GEF	%	25–35
Linksventrikuläre Kontraktilität	dP_{max}	mmHg/s	nicht vorhanden
Kardialer Kraftindex	CPI	W/m²	0,5–0,7

Wichtige Literatur zu den Zusatzwerten des PiCCO

Extravaskuläres Lungenwasser

E. Fernandez-Mondejar, F. Guerrero-Lopez, M. Colmenero, How important is the measurement of extravascular lung water? Curr Opin Crit Care, 2007. 13(1): p. 79–83.

S. Khan, R. J. Trof, A. J. Groeneveld, Transpulmonary dilution-derived extravascular lung water as a measure of lung edema. Curr Opin Crit Care, 2007. 13(3): p. 303–7.

F. Michard, Bedside assessment of extravascular lung water by dilution methods: temptations and pitfalls. Crit Care Med, 2007. 35(4): p. 1186–92.

T. Pohl, J. Kozieras, S. G. Sakka, Influence of extravascular lung water on transpulmonary thermodilution-derived cardiac output measurement. Intensive Care Med, 2007.

S. G. Sakka, M. Klein, K. Reinhart, A. Meier-Hellmann, Prognostic value of extravascular lung water in critically ill patients. Chest, 2002. 122(6): p. 2080–6.

Schlagvolumenvarianz (SVV)

M. Kobayashi, M. Koh, T. Irinoda, E. Meguro, Y. Hayakawa, A. Takagane, Stroke volume variation as a predictor of intravascular volume depression and possible hypotension during the early postoperative period after esophagectomy. Ann Surg Oncol, 2009. 16(5): p. 1371–7.

D. A. Reuter, J. Bayerlein, M. S. Goepfert, F. C. Weis, E. Kilger, P. Lamm, A. E. Goetz, Influence of tidal volume on left ventricular stroke volume variation measured by pulse contour analysis in mechanically ventilated patients. Intensive Care Med, 2003. 29(3): p. 476–80.

D. A. Reuter, T. W. Felbinger, C. Schmidt, E. Kilger, O. Goedje, P. Lamm, A. E. Goetz, Stroke volume variations for assessment of cardiac responsiveness to volume loading in mechanically ventilated patients after cardiac surgery. Intensive Care Med, 2002. 28(4): p. 392–8.

J. Siebert, P. Drabik, R. Lango, K. Szyndler, Stroke volume variability and heart rate power spectrum in relation to posture changes in healthy subjects. Med Sci Monit, 2004. 10(2): p. MT31–7.

Pulsdruckvariation (PPV)

F. Michard, S. Boussat, D. Chemla, N. Anguel, A. Mercat, Y. Lecarpentier, C. Richard, M. R. Pinsky, J. L. Teboul, Relation between respiratory changes in arterial pulse pressure and fluid responsiveness in septic patients with acute circulatory failure. Am J Respir Crit Care Med, 2000. 162(1): p. 134–8.

X. Monnet, M. Rienzo, D. Osman, N. Anguel, C. Richard, M. R. Pinsky, J. L. Teboul, Passive leg raising predicts fluid responsiveness in the critically ill. Crit Care Med, 2006. 34(5): p. 1402–7.

S. Preisman, S. Kogan, H. Berkenstadt, A. Perel, Predicting fluid responsiveness in patients undergoing cardiac surgery: functional haemodynamic parameters including the Respiratory Systolic Variation Test and static preload indicators. Br J Anaesth, 2005. 95(6): p. 746–55.

Kardialer Kraftindex (CPI)

J. W. Dennis, S. S. Menawat, O. O. Sobowale, C. Adams, J. M. Crump, Superiority of end-diastolic volume and ejection fraction measurements over wedge pressures in evaluating cardiac function during aortic reconstruction. J Vasc Surg, 1992. 16(3): p. 372–7.

R. Fincke, J. S. Hochman, A. M. Lowe, V. Menon, J. N. Slater, J. G. Webb, T. H. LeJemtel, G. Cotter, Cardiac power is the strongest hemodynamic correlate of mortality in cardiogenic shock: a report from the SHOCK trial registry. J Am Coll Cardiol, 2004. 44(2): p. 340–8.

Kardialer Funktionsindex (CFI) und globale Auswurffraktion (GEF)

A. Kumar, R. Anel, E. Bunnell, K. Habet, A. Neumann, D. Wolff, R. Rosenson, M. Cheang, J. E. Parrillo, Effect of large volume infusion on left ventricular volumes, performance and contractility parameters in normal volunteers. Intensive Care Med, 2004. 30(7): p. 1361–9.

5 Das Vigileo®- (FloTrac®)-System

5.1 Qualitätsprofil

Das Vigileo®-Monitor mit dem FloTrac®-Sensor kann an jeden liegenden arteriellen Zugang angeschlossen werden und errechnet aus der Pulskonturanalyse das HZV. Zum besseren Verständnis wird im Folgenden immer von *Vigileo®* gesprochen, es ist immer die Kombination aus Vigileo®-Monitor und Flo-Trac®-Sensor gemeint. Es kommt ohne Eichung aus. Zur besseren Vergleichbarkeit mit den anderen Verfahren wird von einer Neuanlage des arteriellen Zugangs im Risikoprofil ausgegangen.

Tab. 15 Risiko- und Qualitätsprofil des Vigileo®-Systems zur HZV-Messung

Qualität	Punkte (max.)
Ubiquitär verfügbar?	3
Schnelle Messung?	3
Kontinuierliche Messung?	2
Grad der Invasivität?	2
Technisch reliable (vom Nutzer unabhängige) Methode?	4
Genaue Messung?	2
Zusätzlicher Informationsgewinn?	3
Technische Störgrößen?	3

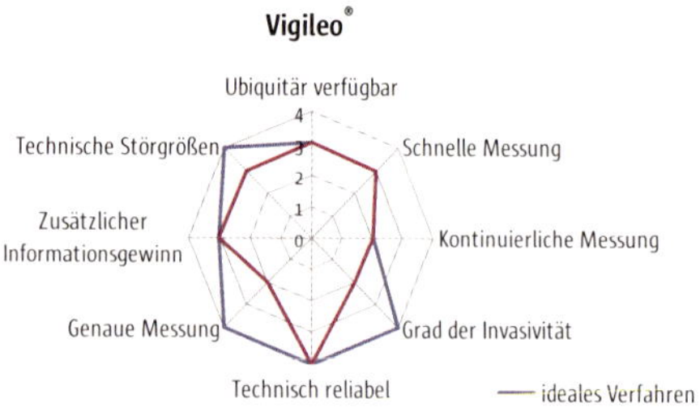

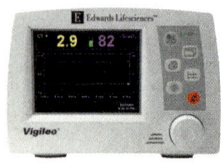

Abb. 40 Mehrdimensionale Darstellung: HZV Messung mittels Vigileo®

Abb. 41 Vigileo®-Monitor

5.2 Allgemeines

Das Vigileo-System der Firma EDWARDS wurde in den letzten Jahren als Alternative zum PiCCO®-System entwickelt. Sein Vorteil ist die rasche Verfügbarkeit bei bereits liegendem arteriellen Zugang. Muss dieser noch gelegt werden, kann der auf Station normalerweise verwendete arterielle Katheter genutzt werden, es ist also im Gegensatz zum PiCCO®-System kein spezieller Katheter nötig. Damit sinkt die Invasivität natürlich deutlich (s. o.).

5.2.1 Vorbereitung zur Arterien-Anlage

Zur Vorbereitung der Katheteranlage werden folgende Dinge benötigt:

- Steriles Abdeckset
- Lokalanästhetikum (auch wenn Patient intubiert und beatmet ist, auf bekannte Allergien achten!)
- Sterile Kochsalzlösung
- Beliebiger arterieller Katheter
- Verbandsmaterial
- Nahtmaterial
- FloTrac®-Set
- ggf. ScO$_2$-Sonde

Der arterielle Katheter wird nach Standard angelegt. Anschließend wird das FloTrac®- System wie üblich gespült und an den liegenden Katheter angeschlossen. Um das arterielle Signal nicht nur auf dem Vigileo® dargestellt zu haben, muss auf die Weiterleitung des Signals an den eigentlichen Patientenmonitor geachtet werden.

5.2.2 Die HZV-Messung

■ Nach Anschluss und Einschalten des Monitors müssen das Geschlecht, das Alter, die Körpergröße und das Körpergewicht des Patienten eingegeben werden.

■ Es erfolgt anschließend eine Null-Kalibrierung der Blutdruckkurve.

■ Dann wird nach einer 60 Sekunden dauernden Messphase das HZV bzw. das Schlagvolumen angezeigt. Dieses wird in einem Intervall zwischen 20 Sekunden und 5 Minuten erneuert.

Wichtig ist die Nullkalibrierung auf Herzhöhe und das ungedämpfte arterielle Signal. Hieraus berechnet der Vigileo®-Monitor das HZV (über die Schlagvolumenbestimmung).

Der dafür verwendete Algorithmus ist erläuternd in einer Veröffentlichung der Firma beschrieben, das Grundprinzip beruht aber auf einer Pulsdruck-Analyse an multiplen Punkten der arteriellen Druckkurve (s. Abb. 42). Diese Daten werden mit Normwerten aus einem großen Patientenkollektiv (nach Alter, Geschlecht, BMI und Erkrankungstyp) verglichen. Die Genauigkeit hängt von der Softwareversion ab, die zuletzt gültige Version 3 erreicht hier laut Literatur akzeptable Übereinstimmungen mit dem PAK.

Die HZV-Messung kann nur bei gut liegendem Arterienkatheter verwertet werden; kommt es zur Dämpfung oder Übersteuerung oder Anlegen an die Arterienwand (vgl. Kap. I 4.3.2) ist eine sinnvolle Messung nicht möglich. Hiervon sind natürlich auch alle abgeleiteten Parameter (SVR, SVRI, SV etc.) betroffen!

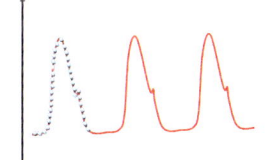

Abb. 42 Pulsdruckkurve des Vigileo®: rot: die arterielle Druckkurve; weiße Punkte: schematische Darstellung der multiplen Messpunkte der Druckkurve zur Bestimmung des HZV. Detaillierte technische Darstellung in Pratt et al. 2007, siehe Anhang.

> **Der Patient muss bei der Vigileo®-HZV-Messung eine adäquate Blut-
> druckkurve aufweisen (keine Dämpfung, kein Überschießen der Kurve).
> Nur dann kann die kontinuierliche Messung des HZV funktionieren!**

5.3 Troubleshooting

Die Nutzung des Vigileo/FloTrac®-Systems ist sehr fehlerresistent. Es gibt
wenige Kabelverbindungen, ein bekanntes System (Druckabnehmer) und
es werden die bekannten arteriellen Katheter verwendet. Daher gibt es nur
wenige Problemmöglichkeiten.

Tab. 16 Troubleshooting bei Vigileo®-Aufbau und HZV-Messung

Troubleshooting bei Vigileo®-Aufbau und HZV-Messung		
Problem	**Ursache**	**Lösungsmöglichkeit**
Monitoraufbau und Anschluss		
Kein arterielles Signal auf dem Hauptmonitor	Kein Anschluss vom Vigileo®-Monitor/ Druckabnehmer zum Patientenmonitor	Passendes Kabel vom FloTrac®-Sensor zum Patientenmonitor anschließen.
HZV-Messung		
Nicht plausible Werte (sehr hohes/sehr niedriges HZV)	Falsche Parameter eingegeben	Kontrolle von Körpergröße/-gewicht, Alter und Geschlecht
	Kurve gedämpft/nicht adäquat	Katheter spülen, evtl. etwas zurückziehen. Ggf. Neuanlage.
zu niedriges/hohes HZV	Druckabnehmer zu hoch/zu niedrig	Kontrolle des Druckabnehmers: soll auf Herzhöhe sein.
Es werden keine Widerstände (SVR, SVRI) angezeigt	Der ZVD ist nicht eingegeben	Zur Berechnung des SVR/SVRI wird der ZVD benötigt. Dieser wird entweder kontinuierlich übermittelt (per Kabel aus dem Patientenmonitor an den Vigileo) oder muss in den Vigileomonitor eingegeben werden. Es kann auch das HZV aus dem Vigileo®-Monitor an den Patientenmonitor übermittelt werden.

Wichtige Literatur zum Vigileo®-System

Primäre Evaluation des Systems

G. R. Manecke, Edwards FloTrac sensor and Vigileo monitor: easy, accurate, reliable cardiac output assessment using the arterial pulse wave. Expert Rev Med Devices, 2005. 2(5): p. 523–7.

W. T. McGee, J. L. Horswell, J. Calderon, G. Janvier, T. Van Severen, G. Van den Berghe, L. Kozikowski, Validation of a continuous, arterial pressure-based cardiac output measurement: a multicenter, prospective clinical trial. Crit Care, 2007. 11(5): p. R105.

C. Prasser, S. Bele, C. Keyl, S. Schweiger, B. Trabold, M. Amann, J. Welnhofer, C. Wiesenack, Evaluation of a new arterial pressure-based cardiac output device requiring no external calibration. BMC Anesthesiol, 2007. 7(1): p. 9.

B. Pratt, L. Roteliuk, F. Hatib, J. Frazier, R. Wallen, Calculating Arterial Pressure-Based Cardiac Output Using a Novel Measurement and Analysis Method. Biomedical Instrumentation & Technology, 2007. 41: p. 403–411.

Klinische Evaluation

F. D. Compton, B. Zukunft, C. Hoffmann, W. Zidek, J. H. Schaefer, Performance of a minimally invasive uncalibrated cardiac output monitoring system (FlotracTM/VigileoTM) in haemodynamically unstable patients. Br J Anaesth, 2008.

M. Kobayashi, M. Koh, T. Irinoda, E. Meguro, Y. Hayakawa, A. Takagane, Stroke volume variation as a predictor of intravascular volume depression and possible hypotension during the early postoperative period after esophagectomy. Ann Surg Oncol, 2009. 16(5): p. 1371–7.

E. E. de Waal, C. J. Kalkman, S. Rex, W. F. Buhre, Validation of a new arterial pulse contour-based cardiac output device. Crit Care Med, 2007. 35(8): p. 1904–9.

Genaue Beschreibung der Messpunkte und der HZV-Formel des Vigileo®

EDWARDS-Webseite:
http://www.edwards.com/de/products/mininvasive/flotracalgorithm.htm?Vigileo=1
(Stand am 10.04.2010).

5.4 Weitere Werte und deren Interpretation beim Vigileo/FloTrac®-System

5.4.1 Messung der ScO$_2$

Das Vigileo-System ermöglicht neben der kontinuierlichen HZV-Messung auch die Messung der zentralvenösen Sättigung (ScO$_2$) über einen speziellen Katheter. Diese wird als eigenständiges Verfahren in Kapitel II 10.2 erläutert.

5.4.2 Messung der Schlagvolumenvarianz

Ein Verfahren, das zur Abschätzung der Flüssigkeitsreagibiltät des Patienten zu nutzen ist, wurde ebenfalls implementiert, die sog. Schlagvolumenvarianz. Die theoretischen Grundlagen mit den Erläuterungen der Funktionsweise sind im PiCCO®-Kapitel (II 4) bereits erläutert worden. Hier sollen nochmals die Limitationen dieses Verfahrens tabellarisch aufgeführt werden (s. Tab. 17):

Tab. 17 Einschränkungen der SVV-Verwertbarkeit im klinischen Alltag (Zusammenfassung)

Problemfeld	Erläuterung
Spontanatmung	Keine Aussage über die Flüssigkeitsreagibilität möglich, da die Atemtiefen und damit die Druckverhältnisse im Thorax (und damit der venöse Rückstrom) zu stark variieren
Arrhythmien	Durch die unterschiedlichen Füllungszustände der Ventrikel bei Arrhythmien (insbesondere beim Vorhofflimmern) ist hier die Schlagvolumenvarianz per se sehr hoch und KEIN Zeichen des Flüssigkeitsmangels.
PEEP	Bei hohem bis sehr hohem PEEP (> 12 mmHg) kann die Schlagvolumenvarianz überproportional ansteigen.
Gefäßtonus	Bei sehr hohen Katecholamindosen oder starker Vasodilatationstherapie kann das SVV überproportional niedrig/hoch sein.

> SVV ist nur bei vollkontrolliert-beatmeten Patienten ohne Spontanatmung im Sinusrhythmus verwendbar!

6 Das USCOM 1A®-System

6.1 Qualitätsprofil

Das USCOM®-System ist ein ultraschallbasiertes System, das keine kontinuierliche HZV-Messung ermöglicht. Es ist nach einer Einlernphase sicher und einfach zu benutzen, es ist nicht invasiv und es verursacht keine weiteren Kosten für Verbrauchsmaterial. Daher ist es vor allem in der Notaufnahme, bei ambulanten Patienten und bei Kindern eine sehr gute Alternative.

Tab. 18   Risiko- und Qualitätsprofil des USCOM®-Systems zur HZV-Messung

Qualität	Punkte
Ubiquitär verfügbar?	7
Schnelle Messung?	3
Kontinuierliche Messung?	1
Grad der Invasivität?	4
Technisch reliable (vom Nutzer unabhängige) Methode?	3
Genaue Messung?	2
Zusätzlicher Informationsgewinn?	1
Technische Störgrößen?	4

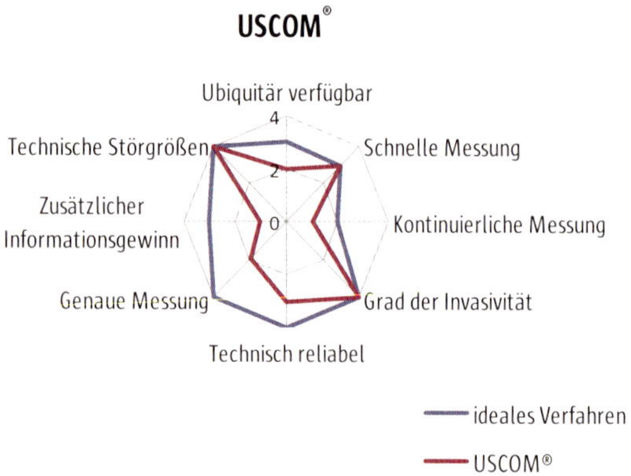

USCOM®

Ubiquitär verfügbar

Technische Störgrößen

Schnelle Messung

Zusätzlicher
Informationsgewinn

Kontinuierliche Messung

Genaue Messung

Grad der Invasivität

Technisch reliabel

—— ideales Verfahren

—— USCOM®

Abb. 43 Mehrdimensionale Darstellung: HZV Messung mittels USCOM®

6.2 Allgemeines

Das USCOM®-System, ursprünglich aus Australien stammend und in Deutschland über die Firma LEA vertrieben, ist ein ultraschallbasiertes HZV-Monitoringsystem für den nichtinvasiven Einsatz (s. Abb. 44). Es erfordert daher keine venösen/arteriellen Zugänge, d. h. zur Vorbereitung der Messung muss der Patient lediglich auf den Rücken/die Seite gelagert werden.

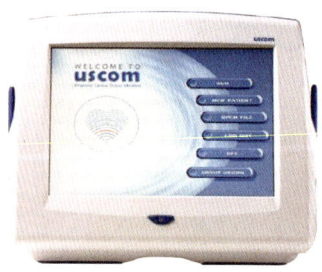

Abb. 44 Das USCOM®-System (ohne Schallsonde). Mit freundlicher Genehmigung der Fa. LEA Medizintechnik, Gießen

6.2.1 Vorbereitung zur USCOM-Messung

Der Monitor wird am Patientenbett positioniert und der Patient gelagert. Eine spezielle weitere Vorbereitung ist nicht nötig.

6.2.2   Die HZV-Messung

- Nach Anschluss und Einschalten des Monitors müssen das Geschlecht, das Alter, die Körpergröße und das Körpergewicht des Patienten eingegeben werden.
- Nach Beendigung der Einschaltprozedur wird die Messung der Pulskurve dopplersonographisch entweder parasternal (Anschallung der Pulmonalklappe bzw. des Flusses über der Pulmonalklappe) oder suprasternal (mit Anschallung der AK und des Flusses in der Aorta) durchgeführt.
- Dies erfordert bei den ersten Messungen eine gewisse Übung zur Erreichung des optimalen Winkels.

Ist eine adäquate Kurve aufgezeichnet, misst das System automatisch die arterielle Pulskurve aus und gibt das HZV, das Schlagvolumen etc. an. Es können sowohl die automatisch vorgegebenen Kurvenverläufe akzeptiert, als auch Korrekturen direkt an der Kurve vorgenommen werden. Sollen weitere Indizes berechnet werden, so müssen der ZVD und der MAP in den Monitor eingegeben werden. Eine Weiterleitung der gemessenen Werte an das zentrale Monitorsystem ist zur Zeit nur bedingt möglich.

6.3   Troubleshooting

Die Nutzung des USCOM®-Systems ist prinzipiell sehr fehlerresistent. Die relevanten Fehler können nur bei der visuellen Korrektur des Signals bzw. bei der Beurteilung der Signalqualität und beim Ausmessen/Ausblenden nicht adäquat gemessener Kurven entstehen. Dies ist für einige Patienten zu üben. Systembedingt wird das HZV (laut Literatur) jedoch eher etwas unterschätzt. Da das System benutzerabhängig ist (Können und Erfahrung zur Signalinterpretation nötig), können die Abweichungen der Messparameter durch unterschiedliche Nutzer erheblich sein (s. Tab. 19).

Tab. 19   Troubleshooting bei der USCOM-Messung

Troubleshooting bei USCOM®-Aufbau und HZV-Messung		
Problem	**Ursache**	**Lösungsmöglichkeit**
Monitoraufbau und Anschluss		
HZV-Werte erscheinen sehr hoch/niedrig	Patientendaten nicht korrekt eingegeben	Kontrolle von Körpergröße/ Gewicht/Alter und Geschlecht.

Troubleshooting bei USCOM®-Aufbau und HZV-Messung		
Problem	**Ursache**	**Lösungsmöglichkeit**
HZV-Messung		
Die Werte sind stark schwankend	Auswahl von Kurven nicht korrekt/ falsche Messung nicht erkannt/ nicht abgewählt	Abwahl der nicht adäquaten Kurven, Erneute Messung

Wichtige Literatur zum USCOM®-System

Primäre klinische Evaluation des Systems

K. Knobloch, A. Lichtenberg, M. Winterhalter, D. Rossner, M. Pichlmaier, R. Phillips, Non-invasive cardiac output determination by two-dimensional independent Doppler during and after cardiac surgery. Ann Thorac Surg, 2005. 80(4): p. 1479–83.

H. L. Tan, M. Pinder, R. Parsons, B. Roberts, P. V. van Heerden, Clinical evaluation of USCOM ultrasonic cardiac output monitor in cardiac surgical patients in intensive care unit. Br J Anaesth, 2005. 94(3): p. 287–91.

Kritische Evaluation

L. E. van Lelyveld-Haas, A. R. van Zanten, G. F. Borm, D. H. Tjan, Clinical validation of the non-invasive cardiac output monitor USCOM-1A in critically ill patients. Eur J Anaesthesiol, 2008. 25(11): p. 917–24.

H. L. Van den Oever, E. J. Murphy, G. A. Christie-Taylor, USCOM (Ultrasonic Cardiac Output Monitors) lacks agreement with thermodilution cardiac output and transoesophageal echocardiography valve measurements. Anaesth Intensive Care, 2007. 35(6): p. 903–10.

L. S. Wong, B. H. Yong, K. K. Young, L. S. Lau, K. L. Cheng, J. S. Man, M. G. Irwin, Comparison of the USCOM ultrasound cardiac output monitor with pulmonary artery catheter thermodilution in patients undergoing liver transplantation. Liver Transpl, 2008. 14(7): p. 1038–43.

7 Das LiDCO®-System

7.1 Risikoprofil

Das LiDCO®-System ist ein indikatorbasiertes HZV-Monitoring-Tool, das in Kombination mit der Pulskonturanalyse ein kontinuierliches HZV-Monitoring ermöglicht. Im Gegensatz zur PiCCO oder PAK-Methode wird hier jedoch kein thermaler Flüssigkeitsbolus benutzt, sondern eine Lithiumchloridlösung als Indikator verwendet. Für die Bolusmessung ist somit ein einfacher venöser Zugang, für die Messung ein arterieller Zugang nötig. Weiterhin wird ein spezieller Indikator (Lithiumchlorid) verwendet. Lithium bleibt (zumindest in der initialen Messphase) streng intravaskulär und ist somit an das Blutvolumen gebunden. Gemessen wird die arterielle Lithiumkonzentration über eine spezielle Lithiumsonde, die an den arteriellen Zugang angesteckt wird. Limitiert wird das Verfahren durch eine Begrenzung auf maximal 10 Messungen/Tag und sie ist bei Patienten unter Lithium-Therapie nicht durchführbar (die Lithiumbolusgabe ist deutlich unterhalb des therapeutischen Bereiches, daher übertrifft eine therapeutische Dosierung die Messfähigkeit). Ein spezieller arterieller Katheter ist nicht nötig, die Lithiumsonde muss jedoch bei jedem Patienten ausgetauscht werden (Blutkontakt).

Tab. 20 Risiko- und Qualitätsprofil des LiDCO®-Systems zur HZV-Messung

Qualität	Punkte
Ubiquitär verfügbar?	2
Schnelle Messung?	2
Kontinuierliche Messung?	2
Grad der Invasivität?	2
Technisch reliable (vom Nutzer unabhängige) Methode?	2
Genaue Messung?	4
Zusätzlicher Informationsgewinn?	3
Technische Störgrößen?	2

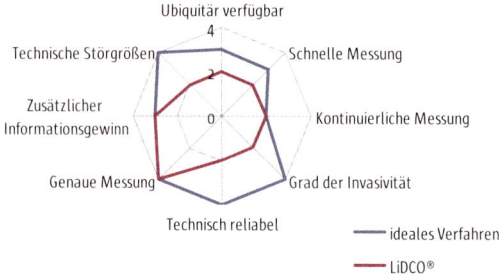

Abb. 45 Mehrdimensionale Darstellung: HZV Messung mittels LiDCO®

7.2 Allgemeines

Das LiDCOplus®-System, entwickelt und vertrieben von der Firma LIDCO Group Plc, ist ein indikatorbasiertes HZV-Monitoringsystem (s. a. Abb. 46). Es erfordert keinen zentral-venösen, aber einen arteriellen Zugang. Es ist durch die Verwendung eines Indikators (Lithium), der im menschlichen Körper vorkommt (allerdings nur in Spuren) und in der verwendeten Dosierung keine entscheidenden physiologischen Wirkungen hat, ein ideales Produkt. Die Messungen sind reliabel durchzuführen, die Messwerte von sehr geringer Streuung.

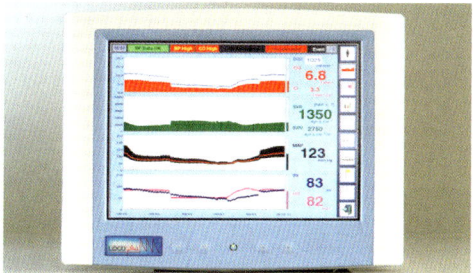

Abb. 46 Das LiDCOplus System. Mit freundlicher Genehmigung der Fa. LiDCO Ltd.

7.2.1   Vorbereitung zur LiDCO®-Messung

Da jedoch Lithium auch in geringer Dosierung Wechselwirkungen zeigen kann, sind folgende Vorsichtsmaßnahmen zu beachten:

- Beachtung der Dosierungsanleitung, über 0,3 mM treten Messungenauigkeiten auf (> 2 Messungen in kurzem Zeitabstand), bei > 1,5 mM Konzentration im Blut treten toxische Reaktionen auf
- Beachtung eines Intervalls von 5 Minuten zwischen einzelnen LiDCO-Messungen
- Keine Rückinfundierung/Rückgabe des gemessenen Blutes (nach Passieren der Messsonde, hier ist eine Gerinnselbildung oder Kontamination nicht sicher auszuschließen)
- 30 Minuten Abstand vor der ersten Messung mit Lithium nach der Gabe eines Muskelrelaxans (speziell Atracuriumbesylat, Vecuroniumbromid und Pancuroniumbromid) durch Beeinträchtigung der Sonde durch diese Stoffe
- Beeinflussung des Lithiumsensors durch Spuren von Detergenzien/Tensiden in Lösungsmitteln
- Die gleichzeitige Verwendung von Elektrokautern, Defibrillatoren und Röntgengeräten kann Interferenzen mit dem LiDCO-System verursachen
- Bei Vorliegen eines intrakardialen Shunts (wie z. B. nach einem Myokardinfarkt mit Ruptur des Kammerseptums) kommt es sowohl bei den Herzzeitvolumenmessungen mit dem LiDCO-System als auch bei der Thermodilutionsmethode zu Verzerrungen der Messergebnisse. In solchen Fällen muss auf eine andere Methode zur Messung des Herzzeitvolumens zurückgegriffen werden.

> **!** Keine Verwendung von Lithiumchlorid während des ersten Trimenons in der Schwangerschaft (erhöhtes Risiko für kardiale Fehlbildungen, insbesondere die Ebstein-Anomalie)

Der Aufbau des Gerätes erfolgt nach Herstellerangeben: An den arteriellen Zugang ist im Bypassverfahren (über einen Drei-Wege Hahn) der Sensor anzuschließen. Hier wird während einer Messung eine geringe Menge arterielles Blut mittels einer kleinen Pumpe am Sensor vorbeigeführt. Das gemessene Blut muss anschließend verworfen werden. Der genaue Messaufbau ist schematisch in Abbildung 47 dargestellt.

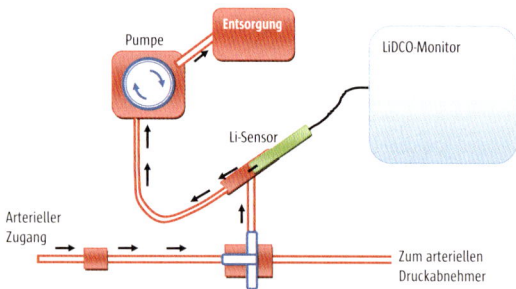

Abb. 47 Schematischer Aufbau des LiDCO®-Systems mit Li-Sensor und Mini-Pumpe im arteriellen System

7.2.2 Die HZV-Messung

- Nach Anschluss und Einschalten des Monitors müssen das Geschlecht, das Alter, die Körpergröße und das Körpergewicht des Patienten eingegeben werden.
- Nach Beendigung der Einschaltprozedur wird nach einem Startsignal des Gerätes Lithium in der vorgegeben Dosierung venös (am besten zentralvenös, eine periphere Injektion ist aber ebenfalls möglich) gespritzt.
- Während des Messvorgangs werden ca. 5 ml arterielles Blut an der Lithiumsonde vorbeigeführt.

Die Berechnung des HZV erfolgt dann über eine Integration der Zeit/Konzentrationskurve wie bei der Thermodilution. Hiermit wird die arterielle Pulskurve (diese wird aus dem Patientenmonitoring analog an das LiDCO-Monitoring übertragen) geeicht und damit eine kontinuierliche Anzeige des HZV und des SV ermöglicht.

7.3 Troubleshooting

Die Nutzung des Verfahrens ist an einigen Stellen fehleranfällig (s. a. Tab. 21): So ist beim Aufbau auf eine korrekte Verbindung zwischen dem LiDCO®-Monitor und dem Patientenmonitor zu achten, der arterielle Druck muss in beiden Systemen korrekt genullt sein. Es ergeben sich alle Einschränkungen der Pulskonturanalyse, die ausführlich im Kapitel II 5.3 beschrieben sind (sie werden in der tabellarischen Auflistung der Vollständigkeit übernommen). Weiterhin ist beim Aufbau auf den korrekten Anschluss des arteriellen Systems (mit Sonde und Pumpe) zu achten. Da die Pumpe batteriebetrieben funktioniert, muss hier auf eine ausreichende Batteriefunktion und damit Pumpentauglichkeit geachtet werden. Bereits oben erwähnt sind die medikamentösen Interaktionen bestimmter Medikamente, v. a. Muskelrelaxanzien.

Tab. 21   Troubleshooting bei der LiDCO®-Messung

Troubleshooting beim LiDCO®-Aufbau und HZV-Messung		
Problem	**Ursache**	**Lösungsmöglichkeit**
Monitoraufbau und Anschluss		
SmartCARD abgelaufen, nicht lesbar	Chip verkratzt, Karte nicht vollständig eingesteckt, Karte abgelaufen	Visuelle Kontrolle des Chip, Karte neu einlegen, neue Karte verwenden
Arterielle Druckwerte des Patientenmonitors sind deutlich unterschiedlich zum LiDCO	Falsche Skalierung des analogen Signals, unterschiedlicher Nullwert	Erneute Nullpunktbestimmung, Kontrolle, ob das richtige Konnektorkabel verwendet wurde, Kabel richtig eingesteckt, Softwareversion des Patientenmonitors seit letzter Messung geändert?
Herzfrequenz ist unterschiedlich zwischen LiDCO und Patientenmonitor	Der Grenzwert der Reizschwelle ist überschritten und der LiDCO® Monitor zählt die Frequenz doppelt	Anpassung der Reizschwelle im LiDCO® Monitor
HZV-Werte erscheinen sehr hoch/niedrig	Patientendaten nicht korrekt eingegeben	Kontrolle von Körpergröße/Gewicht/ Alter und Geschlecht.
HZV-Messung		
Die Werte sind sehr hoch/sehr niedrig	Bei hochdosierter Katecholamintherapie oder pAVK ist das System (wie alle Pulskontursysteme) nur eingeschränkt zu benutzen	Umstellung auf ein anderes HZV-Messverfahren
Kurve auf Monitor wird nicht korrekt angezeigt	Anschluss (Drei-Wege-Hahn zum arteriellen Zugang ist nicht offen). Messsonde nicht korrekt eingesetzt, Blut fließt nicht an Messsonde vorbei	Batterie der Pumpe wechseln, Drei-Wege-Hahn kontrollieren. Steck- und Kabelverbindung zur Sonde prüfen.

Wichtige Literatur zum LiDCO®-System

Primäre klinische Evaluation des Systems

T. T. Hamilton, L. M. Huber, M. E. Jessen, PulseCO: a less-invasive method to monitor cardiac output from arterial pressure after cardiac surgery. Ann Thorac Surg, 2002. 74(4): p. S1408–12.

M. M. Jonas, S. J. Tanser, Lithium dilution measurement of cardiac output and arterial pulse waveform analysis: an indicator dilution calibrated beat-by-beat system for continuous estimation of cardiac output. Curr Opin Crit Care, 2002. 8(3): p. 257–61.

R. A. Linton, D. M. Band, K. M. Haire, A new method of measuring cardiac output in man using lithium dilution. Br J Anaesth, 1993. 71(2): p. 262–6.

R. A. Linton, M. M. Jonas, S. M. Tibby, I. A. Murdoch, T. K. O'Brien, N. W. Linton, D. M. Band, Cardiac output measured by lithium dilution and transpulmonary thermodilution in patients in a paediatric intensive care unit. Intensive Care Med, 2000. 26(10): p. 1507–11.

R. M. Pearse, K. Ikram, J. Barry, Equipment review: an appraisal of the LiDCO plus method of measuring cardiac output. Crit Care, 2004. 8(3): p. 190–5.

Kritische Evaluation

L. Belloni, A. Pisano, A. Natale, M. R. Piccirillo, L. Piazza, G. Ismeno, G. De Martino, Assessment of fluid-responsiveness parameters for off-pump coronary artery bypass surgery: a comparison among LiDCO, transesophageal echochardiography, and pulmonary artery catheter. J Cardiothorac Vasc Anesth, 2008. 22(2): p. 243–8.

M. Cecconi, D. Dawson, R. M. Grounds, A. Rhodes, Lithium dilution cardiac output measurement in the critically ill patient: determination of precision of the technique. Intensive Care Med, 2009. 35(3): p. 498–504.

J. V. McCoy, S. M. Hollenberg, R. P. Dellinger, R. C. Arnold, L. Ruoss, V. Lotano, P. Peters, J. E. Parrillo, S. Trzeciak, Continuous cardiac index monitoring: A prospective observational study of agreement between a pulmonary artery catheter and a calibrated minimally invasive technique. Resuscitation, 2009. 80(8): p. 893–7.

R. B. de Wilde, J. J. Schreuder, P. C. van den Berg, J. R. Jansen, An evaluation of cardiac output by five arterial pulse contour techniques during cardiac surgery. Anaesthesia, 2007. 62(8): p. 760–8.

8 Bestimmung des HZV über eine transösophageale Dopplersonde

8.1 Qualitätsprofil

Der transösophageale Doppler als HZV-Messinstrument ist ein sehr zuverlässiges Messinstrument. Da es den aortalen Fluss direkt misst (nicht über eine Thermo-/Indikatorverdünnung), ist auch von einer hohen Genauigkeit des Verfahrens auszugehen. Neben den unten erwähnten Aspekten des Risiko- und Qualitätsprofils sind beim transösophagealen Doppler die Anwendungsbeschränkungen und auch die Kosten für die Einmalsonden mit einzubeziehen. Die Sonden können je nach Anwendungsgebiet für wenige Stunden bis zu 14 Tagen in situ verbleiben. Ebenfalls erhältlich sind wiederverwertbare Sonden mit Einmalbedeckung (Überzug). Zu bedenken ist jedoch die Patientenbeeinträchtigung durch die orale/nasale Applikation der Sonde.

Tab. 22   Risiko- und Qualitätsprofil des Osophagealen Doppler-Systems zur HZV-Messung

Qualität	Punkte
Ubiquitär verfügbar?	2
Schnelle Messung?	2
Kontinuierliche Messung?	2
Grad der Invasivität?	2
Technisch reliable (vom Nutzer unabhängige) Methode?	3

Qualität	Punkte
Genaue Messung?	3
Zusätzlicher Informationsgewinn?	2
Technische Störgrößen?	4

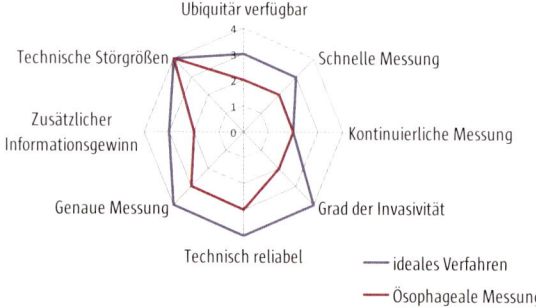

Ösophagealer Doppler

Abb. 48 Mehrdimensionale Darstellung: HZV Messung mittels ösophagealem Doppler

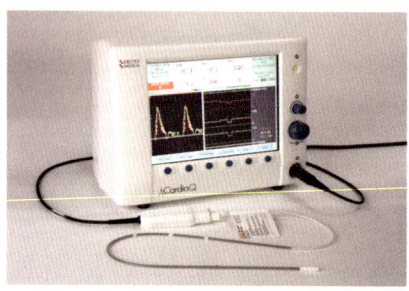

Abb. 49 HZV-Messgerät mit ösophagealem Doppler

8.2 Allgemeines

Der ösophageale Doppler als Messinstrument des HZV ist eine ultraschallgestützte Methode, die den aortalen Blutfluss über die Zeit ermittelt (Messprinzip vergleichbar mit USCOM®-Gerät, Kap. II 6). Da die Sonde jedoch über den Ösophagus eingebracht wird, ist die Lage der Sonde fixierbar und durch die Nähe zur Aorta ist das Signal auch deutlich stabiler und rauschärmer. Durch die direkte dopplersonographische Bestimmung des Blutflusses sind auch eine Klappenanomalie oder ein sonstiges Herzvitium für die Messung irrelevant. Bedeutend jedoch sind die Einschränkungen des Verfahrens: Es ist kontraindiziert bei gewissen Ösophaguserkrankungen wie Tumoren oder Varizen. Nach Operationen im Bereich des Ösophagus sowie im Bereich des Larynx mit Einengung der Recessus ist ebenfalls auf ein anderes Verfahren auszuweichen. Für den wachen Patienten ist die Sonde unangenehm, die Nasennebenhöhlen und die Nasenschleimhaut werden zusätzlich belastet. Publizierte Studien zu Nebenwirkungen der Therapie zeigten als einzige ernste Hauptkomplikation die Fehllage der Sonde in der Trachea/Bronchialsystem mit konsekutiver Minderbelüftung/Aspiration. Jedoch wurden in allen Studien Patienten mit fortgeschrittener Lebererkrankung, bekannten Blutungsneigungen, OPs im gastroösophagealen Übergang und primären Erkrankungen des Ösophagus ausgeschlossen.

8.2.1 Vorbereitung zur Ösophagusdopplermessung

- Zunächst erfolgt beim wachen oder nur gering sedierten Patienten die Oberflächenanästhesie des Nasen-Rachenraumes nach Krankenhausstandard, in der Regel mit einem Lidocain-Derivat als Gel (für die Nase) bzw. als Lösung zum Sprühen für den Rachenraum.
- Anschließend wird die ungefähr benötigte Länge der Sonde abgeschätzt und notiert.
- Nach Anschluss der Sonde an den Monitor und Konnektierung des Monitors an das Patienteninformationssystem werden vor der Messung wie üblich Größe, Gewicht, Geschlecht und Alter des Patienten eingegeben.
- Danach wird die Sonde entweder oral oder nasal unter Kontrolle des Dopplersignals in den mittleren Ösophagus vorgeschoben.
- Unter Drehen der Sonde wird die optimale Position gesucht. Anschließend wird die Sondenlänge notiert und die Sonde fixiert.

8.2.2 Die HZV-Messung

Die HZV-Messung und Anzeige erfolgen nach Festlegung der korrekten Pulskurve. Da die Sonde in situ verbleibt, ist eine kontinuierliche Messung und Anzeige des HZV möglich. Abgeleitete Parameter (SVR, SVRI etc.) werden nach Übertragung der Werte aus dem Patientenmonitoring oder durch Eingabe der aktuellen Werte per Hand berechnet.

8.3   Troubleshooting

Probleme ergeben sich hauptsächlich bei der Anlage und Einstellung der Sonde, das eigentliche Messverfahren ist relativ robust und wenig fehleranfällig (s. a. Tab. 23). So ist bei der Anlage auf die korrekte Lage zu achten (Änderungen in der Beatmung, Husten, erhöhte Differenz zwischen In- und Exspiration als Hinweis auf eine tracheale/bronchiale Lage der Sonde). Weiterhin kann durch Husten/Pressen oder ausgeprägten Reflux das Signal durch fehlende Wandadhärenz der Sonde gestört sein, hier kann eine auf Ablauf stehende Magensonde unter Umständen genutzt werden. Auch prokinetische Medikamente können hier eingesetzt werden.

Probleme bei der Messung beziehen sich hauptsächlich auf schlechte Signalqualität und damit verbundene Messfehler, hier ist die Lage der Sonde zu korrigieren. Auch Eingabefehler bei Größe und Gewicht, ebenso wie fehlerhafte Übertragung von MAP und ZVD führen zu Abweichungen vom tatsächlichen HZV zum dargestellten HZV.

Tab. 23   Troubleshooting bei der Ösophagusdoppler-Messung

Troubleshooting beim Oesohagusdoppler-Aufbau und HZV-Messung		
Problem	**Ursache**	**Lösungsmöglichkeit**
Monitoraufbau und Anschluss		
Beatmungssituation verschlechtert sich	Sonde liegt in der Trachea/Bronchus	Korrektur der Sondenlage, Dokumentation mit Röntgenbild, Kontrolle des Cuff, ggf, Umintubation.
Schlechte Signalqualität	Hoher Reflux, schlechte Wandadhärenz	Magensonde auf Ablauf, Drehen der Sonde
HZV-Werte erscheinen sehr hoch/niedrig	Patientendaten nicht korrekt eingegeben	Kontrolle von Körpergröße/ Gewicht/Alter und Geschlecht.
HZV-Messung		
Die Werte sind sehr hoch/ sehr niedrig	Schlechte Signalqualität, schlechter Sondenkontakt zur Wand	Möglichkeiten so., weiterhin Lagerung des Patienten
Werte primär nicht plausibel	Bei sehr hochgradiger Aortenstenose/ Insuffizienz können Messfehler durch Pendelfluss, schlechte Schallbarkeit entstehen	Anderes HZV-Messverfahren einsetzen
Doppelgipfliges Signal, Signalqualität plötzlich absinkend bei klinisch rascher Verschlechterung des Patienten	Möglichkeit des Aortenaneurysmas mit Ruptur bedenken, doppeltes Signal bei Perfusion beider Lumen denkbar.	TTE/TEE und ggf. CT Thorax zum Ausschluss eines Aneurysmas

Wichtige Literatur zum Ösophagusdoppler-System

Primäre klinische Evaluation des Systems

C. Berton, B. Cholley, Equipment review: New techniques for cardiac output measurement – oesophageal Doppler, Fick principle using carbon dioxide, and pulse contour analysis. Crit Care, 2002. 6(3): p. 216–21.

K. Ott, K. Johnson, T. Ahrens, New technologies in the assessment of hemodynamic parameters. J Cardiovasc Nurs, 2001. 15(2): p. 41–55.

C. F. Royse, A. G. Royse, D. W. Blake, L. E. Grigg, Measurement of cardiac output by transoesophageal echocardiography: a comparison of two Doppler methods with thermodilution. Anaesth Intensive Care, 1999. 27(6): p. 586–90.

M. Singer, Esophageal Doppler monitoring of aortic blood flow: beat-by-beat cardiac output monitoring. Int Anesthesiol Clin, 1993. 31(3): p. 99–125.

Kritische Evaluation

AHRQ Technology Assessment: Esophageal Doppler Ultrasound-Based Cardiac Output Monitoring for Real-Time Therapeutic Management of Hospitalized Patients. 2007, Department of Health and Human Services: Rockville. Datum der Abfrage: 10.08.2009 von der Webseite: http://www.cms.hhs.gov/determinationprocess/downloads/id45TA.pdf

S. Collins, F. Girard, D. Boudreault, P. Chouinard, L. Normandin, P. Couture, M. J. Caron, M. Ruel, Esophageal Doppler and thermodilution are not interchangeable for determination of cardiac output. Can J Anaesth, 2005. 52(9): p. 978–85.

K. B. Laupland, C. J. Bands, Utility of esophageal Doppler as a minimally invasive hemodynamic monitor: a review. Can J Anaesth, 2002. 49(4): p. 393–401.

T. D. Phan, H. Ismail, A. G. Heriot, K. M. Ho, Improving perioperative outcomes: fluid optimization with the esophageal Doppler monitor, a metaanalysis and review. J Am Coll Surg, 2008. 207(6): p. 935–41.

P. Schober, S. A. Loer, L. A. Schwarte, Perioperative hemodynamic monitoring with transesophageal Doppler technology. Anesth Analg, 2009. 109(2). p. 340–53.

9 Alternative nicht-invasive HZV-Messmethoden: Bioimpedanz und elektrische Geschwindigkeitsmessung

9.1 Qualitätsprofil

Die beiden nicht neuen, aber immer noch nicht in der Routine eingeführten Messverfahren zur HZV-Messung sind Bioimpedanz und elektrische Geschwindigkeitsmessung. Diese können nicht in dem gleichen Maße vorgestellt werden, wie die bisher erwähnten Verfahren, da hier eine positive Evaluation bezüglich Genauigkeit und Reliabilität noch nicht ausreichend gesichert ist. Daher werden beide Verfahren auch in einem Kapitel zusammengefasst. Das grundlegende Funktionsprinzip dieser beiden Methoden beruht auf einer elektrischen Signaländerung durch den Blutfluss in der Aorta. Dieser wird an der Hautoberfläche abgeleitet, ausgewertet und dargestellt. Da hier jedoch eine Reihe von Annahmen und Vereinfachungen gelten, ist das errechnete Ergebnis zur Zeit noch nicht ausreichend valide. Sollte sich hier jedoch im Laufe der Zeit ein besserer Algorithmus zur Signalaufbereitung finden lassen, wären die Einfachheit der Anwendung und die Nichtinvasivität die entscheidenden Vorteile der Verfahren.

Tab. 24   Risiko- und Qualitätsprofil der Verfahren Bioimpedanz und elektrische Geschwindigkeitsmessung zur HZV-Messung

Qualität	Punkte
Ubiquitär verfügbar?	1
Schnelle Messung?	3
Kontinuierliche Messung?	2
Grad der Invasivität?	4
Technisch reliable (vom Nutzer unabhängige) Methode?	4
Genaue Messung?	1
Zusätzlicher Informationsgewinn?	2
Technische Störgrößen?	4

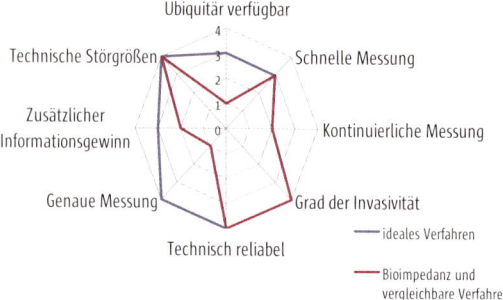

Bioimpedanz und vergleichbare Verfahren

Abb. 50 Mehrdimensionale Darstellung: HZV Messung mittels Bioimpedanz und elektrischer Geschwindigkeitsmessung

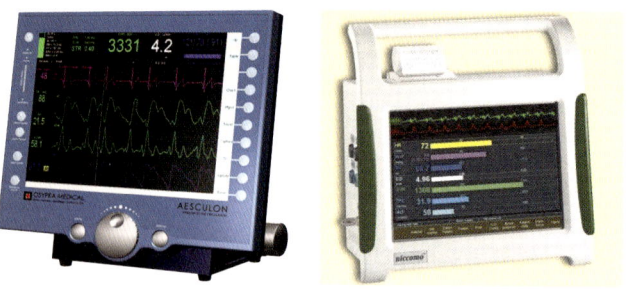

Abb. 51 Zwei erhältliche HZV-Messgeräte mit Bioimpedanz und elektrischer Geschwindigkeitsmessung

Im Bereich der Bioimpedanz und der elektrischen Geschwindigkeitsmessung ist in den nächsten Jahren durch Erhöhung der Rechnerkapazität und den Einsatz besserer Filter ein deutlicher Qualitätssprung zu erwarten. Gerade bei diesen Systemen ist die Softwareversion, mit der die Evaluation durchgeführt wurde, von entscheidender Bedeutung. Hier sind ältere Publikationen mit neueren nicht mehr vergleichbar!

9.2 Allgemeines

9.2.1 Bioimpedanz

Das Prinzip der Messung beruht auf einer Änderung der Oberflächenimpedanz durch den Blutfluss in der Aorta: Legt man eine hochfrequente aber niedervolte Wechselspannung an den Körper an, so wird der Strom im Bereich 20–100 kH hauptsächlich durch die Gefäße und nicht durch das Gewebe transportiert. Die Änderung des Stromflusses über die Zeit bei Erweiterung der Aorta in der Systole ist proprtional zum SV. Diese Änderung kann über auf der Haut aufgeklebte Elektroden abgeleitet werden. Der Ort der Befestigung der Elektroden bestimmt die Größe und Art des zu messenden elektrischen Feldes. Dieses ist nicht auf den Thorax beschränkt, sondern lässt sich auch an anderen Körperteilen (Arme/Beine) gesondert nutzen. Hiermit kann z. B. eine pAVK diagnostiziert werden. Eine praktische Elektrodennutzung zeigt sich schematisch in Abbildung 52.

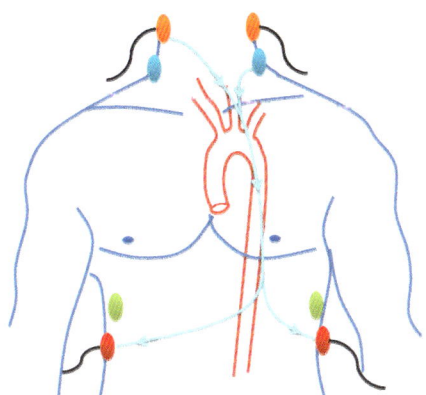

Abb. 52 Schematische Anordnung der Elektroden bei der Impedanzmessung zur HZV-Bestimmung. Der Fluss der Aorta sollte mittig zwischen den Elektroden darzustellen sein.

9.2.2 Die elektrische Geschwindigkeitsmessung (Electrical Velocimetry®)

Die Electrical Velocimetry® ist ein Verfahren, das die arterielle Blutgeschwindigkeit aus der Änderung der elektrischen Leitfähigkeit im Thorax bestimmt. Diese Änderung ist relativ klein, weitaus größere Änderungen werden durch die periodischen Änderungen des Atmens verursacht, daher muss der Atemzyklus durch das Gerät ebenfalls bestimmt werden. Während der Anfangsphase der Systole vergrößert sich das Volumen der Aorta um das Schlagvolumen des linken Ventrikels aufzunehmen. Dies führt zu einer Zunahme der elektrischen Leitfähigkeit. Weiterhin werden die Erythrozyten durch die Beschleunigung parallel zum Blutfluss ausgerichtet, auch dies führt in Richtung des Flusses zu einer erhöhten Leitfähigkeit. Diese beiden Änderungen ergeben zusammen das Signal, das bei der elektrischen Geschwindigkeitsmessung abgeleitet und verarbeitet wird. Im Vergleich zur klassischen Impedanz wird hier also KEINE Volumenänderung per se gemessen, sondern die elektrische Leitfähigkeit.

9.3 Troubleshooting

Da die Geräte zum Zeitpunkt der Erstellung dieses Buches noch nicht ausreichend genau für den klinischen Einsatz in der Patientenversorgung messen, wurde hier auf einen Troubleshooting-Absatz verzichtet.

Wichtige Literatur zur Bioimpedanz und Elektrische Geschwindigkeitsmessung

Theoretische Grundlagen

D. P. Bernstein, A new stroke volume equation for thoracic electrical bioimpedance: theory and rationale. Crit Care Med, 1986. 14(10): p. 904–9.

D. P. Bernstein, Continuous noninvasive real-time monitoring of stroke volume and cardiac output by thoracic electrical bioimpedance. Crit Care Med, 1986. 14(10): p. 898–901.

Y. Moshkovitz, E. Kaluski, O. Milo, Z. Vered, G. Cotter, Recent developments in cardiac output determination by bioimpedance: comparison with invasive cardiac output and potential cardiovascular applications. Curr Opin Cardiol, 2004. 19(3): p. 229–37.

Übersichten

D. P. Bernstein, M. J. Osypka, Apparatus and method for determining an approximation of the stroke volume and the cardiac output of the heart. 2003, Osypka Medical GmbH (Berlin, DE): USA.

G. Cotter, Y. Moshkovitz, E. Kaluski, A. J. Cohen, H. Miller, D. Goor, Z. Vered, Accurate, noninvasive continuous monitoring of cardiac output by whole-body electrical bioimpedance. Chest, 2004. 125(4): p. 1431–40.

W. H. Tang, W. Tong, Measuring impedance in congestive heart failure: current options and clinical applications. Am Heart J, 2009. 157(3): p. 402–11.

Kritische Evaluation

M. Heringlake, U. Handke, T. Hanke, F. Eberhardt, J. Schumacher, H. Gehring, H. Heinze, Lack of agreement between thermodilution and electrical velocimetry cardiac output measurements. Intensive Care Med, 2007. 33(12): p. 2168–72.

S. A. Kamath, M. H. Drazner, G. Tasissa, J. G. Rogers, L. W. Stevenson, C. W. Yancy, Correlation of impedance cardiography with invasive hemodynamic measurements in patients with advanced heart failure: the BioImpedance CardioGraphy (BIG) substudy of the Evaluation Study of Congestive Heart Failure and Pulmonary Artery Catheterization Effectiveness (ESCAPE) Trial. Am Heart J, 2009. 158(2): p. 217–23.

H. M. Kemps, E. J. Thijssen, G. Schep, B. T. Sleutjes, W. R. De Vries, A. R. Hoogeveen, P. F. Wijn, P. A. Doevendans, Evaluation of two methods for continuous cardiac output assessment during exercise in chronic heart failure patients. J Appl Physiol, 2008. 105(6): p. 1822–9.

W. Raue, M. Swierzy, G. Koplin, W. Schwenk, Comparison of electrical velocimetry and transthoracic thermodilution technique for cardiac output assessment in critically ill patients. Eur J Anaesthesiol, 2009.

10 Verschiedene Sättigungsmessungen

Einleitung – Grundlegende Physiologie

Beruhen die Messungen des HZV immer auf dem Aspekt der Sauerstoffversorgung des Körpers und deren Messung (DO_2 – Delivery of Oxygen), so ist das Ziel der Sättigungsmessung im venösen System immer, den Sauerstoffverbrauch bzw. die Sauerstoffextraktionsrate zu messen (VO_2 – Volume per time of oxygen). Da der Sauerstoffverbrauch des Gewebes aber in der Regel kaum bzw. gar nicht beeinflussbar ist, wird hieraus als Konsequenz die weitere Optimierung des Sauerstoffangebots angestrebt.

Die Sauerstoffversorgung wird (vereinfacht ohne den physikalisch gelösten Sauerstoff) berechnet aus:

$$DO_2 \left[\frac{mlO_2}{min}\right] = HZV \left[\frac{l}{min}\right] \times Hb\left[\frac{g}{l}\right] \times 1,34 \left[\frac{mlO_2}{g}\right] \times SaO_2[\%]$$

HZV: Herzzeitvolumen

Hb: der Hb-Gehalt des Blutes

1,34: Hüfnersche-Zahl: Die (Volumen-)Menge Sauerstoff, die von 1 g Hämoglobin gebunden werden kann: in-vivo-Wert, theoretischer in-vitro Wert beträgt 1,39

SaO_2: arterielle Sättigung des Blutes

Der Sauerstoffverbrauch wird wie folgt bestimmt:

$$VO_2 \left[\frac{mlO_2}{min}\right] = HZV \left[\frac{l}{min}\right] \times Hb\left[\frac{g}{l}\right] \times 1,34 \left[\frac{mlO_2}{g}\right] \times (SaO_2[\%] - SvO_2[\%])$$

HZV: Herzzeitvolumen

Hb: der Hb-Gehalt des Blutes

1,34: Hüfnersche-Zahl: Die (Volumen-)Menge Sauerstoff, die von 1 g Hämoglobin gebunden werden kann: in-vivo-Wert, theoretischer in-vitro Wert beträgt 1,39

SaO_2: arterielle Sättigung des Blutes

SvO_2: venöse Sättigung des Blutes

Mit dieser Formel wird auch deutlich, dass sich der Sauerstoffverbrauch zwar einfach berechnen lässt, aber (im Gegensatz zum Sauerstoffangebot) nicht leicht beeinflussen lässt, da die SvO_2 vom HZV, dem Hb und der SaO_2 abhängig ist und somit wechselseitig beeinflussende Größen auf der einen Seite der Gleichung stehen. Bekannt ist ebenfalls, dass normalerweise ab einem Sauerstoffangebot von größer 5 ml/kgKG/min der Sauerstoffverbrauch ausgeglichen werden kann.

Somit ergibt der VO_2 eine Aussage über den Istzustand der Oxygenierung des Körpers/Gewebes. Bei bekanntem HZV (z. B. durch eine kontinuierliche HZV-Messung) und sich kaum ändernden Hb sowie einfach zu bestimmender SaO_2 ist die VO_2 mittels der Messung der venösen Sättigung sogar kontinuierlich zu berechnen.

Hiermit lassen sich therapeutische Eingriffe in den Stoffwechsel (und damit in den Sauerstoffverbrauch) überwachen. Im Speziellen sind dies die zentral-venöse Sättigung, die gemischt-venöse Sättigung und die zerebral venöse Sättigung.

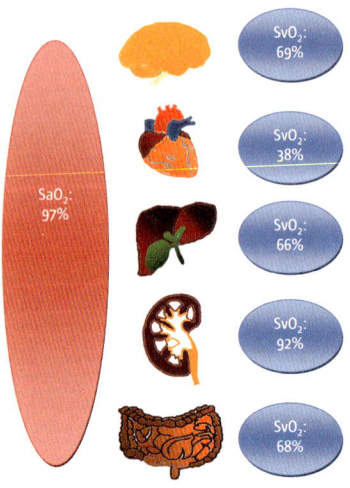

Abb. 53 Venöse Sauerstoffsättigung verschiedener Organe in Ruhe

Hierzu vorangestellt seien die normalen venösen Sauerstoffsättigungen (und damit die Sauerstoffextraktion) der einzelnen Gewebe (vgl. Abb. 53). Unter Belastung oder bei Krankheit kann diese Extraktionsrate erheblich variieren. Daher ist für den globalen Sauerstoffverbrauch immer die **gemischt**-venöse Sättigung zu verwenden. Erst in der Pulmonalarterie ist die Durchmischung der verschieden gesättigten Anteile des venösen Blutes optimal. Schon bei der Beurteilung der **zentral**-venösen Sättigung müssen Abstriche gemacht werden, wobei in Studien **zentral**-venöse zumindest eine konstant etwas höher gemessene (ca. 5 %) Sättigung vorliegt.

Bei der Messung des SO_2 im Bulbus der V. jugularis ist per se nur die regionale (zerebrale Sauerstoffausschöpfung) die untersuchte Zielgröße. Einen großen Fortschritt in der klinischen Verwendung gab die Rivers-Studie von 2001 (Rivers et al. 2001), die die zentral-venöse Sättigung als einen Zielparameter in der frühen Sepsisbehandlung legte. Dieser Parameter wurde zwar auch bereits davor in vielen Studien verwendet, jedoch hauptsächlich als **gemischt**-venöse Sättigung, die den Pulmonalarterienkatheter voraussetzte. Da dieser Mitte der 90er Jahre mit dem Aufkommen alternativer HZV-Messungen (PiCCO® und anderer Dilutionstechniken) immer kritischer gesehen wurde, verschwand auch die gemischt-venöse Sättigung aus dem Standardrepertoire des Monitorings. Erst die neuen kontinuierlich messenden Verfahren, welche nach der Rivers Studie entwickelt und in die Klinik gebracht wurden, ermöglichen die Renaissance dieses Zielwertes.

Daher erfolgt hier die Vorstellung der drei Verfahren in diesem Kapitel.

10.1 Gemischt-venöse Sättigung (SvO₂)

Indikation	Wie Anlage des PAK (HZV-Messung) und mittlere bis schwere Hypoxämie
Bewertung	invasives Monitorverfahren (bei kont. Messung), benötigt PAK
Messtechnik	Kombination von rotem und infrarotem Licht zur Bestimmung der Absorptionsquotienten von oxygeniertem und nichtoxygeniertem Hämoglobin
Durchführung	Als kontinuierliche Messung bei bestimmten PAK's möglich, sonst als Blutentnahme und Bestimmung in der BGA
Interpretation	Ziel ist eine gemischt-venöse Sättigung von > 65 %, sonst Ek-Gabe, HZV-Erhöhung und Modifizierung der Beatmung
Fehler	Bei kont. Messung: gutes Signal, regelhafte Kalibration (alle 24 h), bei BGA-Methode keine relevanten Fehlerquellen

10.1.1 Indikation

Die Indikation zur Messung der gemischt-venösen Sättigung ergibt sich bei mittlerer bis schwerer Hypoxämie (definiert als PEEP> 10 und FiO_2> 0,5 bei pO_2 um 60 mmHg) und erforderlicher HZV-Messung. Eine Messung der gemischt-venösen Sättigung alleine (ohne die HZV-Messung) existiert nicht, da in solch einem Falle das Risiko einer PAK-Anlage (zur alleinigen SvO_2-Bestimmung) nicht im Verhältnis zu dem zu erwartenden Nutzen stehen würde. Auch ist hier die **zentral-venöse Sättigung** ein guter Surrogat-Parameter.

Kontraindikationen ergeben sich bei Trikuspidal- und Pulmonalklappenstenosen, malignen Rhythmusstörungen, anatomischen Besonderheiten (großer VSD) oder haemorrhagischen Diathesen.

> Die Möglichkeit zur Messung der gemischt-venösen Sättigung hängt von der Indikation zur PAK-Anlage ab. Ist diese gegeben, so sollte immer auch eine gemischt-venöse Sättigung bestimmt werden!

10.1.2 Bewertung

Die gemischt-venöse Sättigung gibt den globalen Sauerstoffverbrauch des Körpers an. Es lässt keine Rückschlüsse auf die Ursache zu (erhöhter Verbrauch oder vermindertes Angebot, wobei das Letztere wie oben erwähnt deutlich häufiger ist). Ebenso ist kein Rückschluss auf den Ort der vermehrten Ausschöpfung möglich. Gerechtfertigt ist die Anwendung insbesondere bei femoral liegendem ZVK (da hier keine Bestimmung der zentral-venösen Sättigung möglich ist) und bei vermuteter hoher Sauerstoffausschöpfung der Leber/des Intestinums, da hier die zentral-venöse Sättigung meist zu hoch gemessen wird.

> Die gemischt-venöse Sättigung gibt den globalen Sauerstoffverbrauch an. Es sind keine Rückschlüsse auf den Ort des Mehrverbrauchs oder die Ursache des verminderten Sauerstoffangebotes möglich!

10.1.3 Messtechnik

Messtechnisch ist das Verfahren in dem Kapitel I 4.3 erläutert. Es handelt sich wie üblich um eine Dualfrequenzanalyse der Absorptionsmaxima von saturiertem und nichtsaturiertem Hämoglobin. Ergänzt wird die Messung bei dem diskontinuierlichen Verfahren durch eine Messung der Blutprobe in der Blutgasanalyse. Hier ist eine regelmäßige Abschätzung des Sauerstoffverbrauchs möglich.

10.1.4 Durchführung

- Zur Messungsdurchführung muss zunächst ein PAK einge-
schwemmt werden, die hierfür nötigen Vorbereitungen bzw. die
Durchführung der Anlage werden im Kapitel PAK beschrieben.
- Bei der Nutzung eines kontinuierlich messenden Systems
(Vigilance®-PAK) ist **vor der Anlage des PAK's** und auch noch **vor
der Spülung** des PAK's eine **vitro-Kalibration** durchzuführen.
- Diese ist mindestens alle 24 h durch eine in-vivo-Kalibration
zu erneuern. Hierfür ist eine aktuelle gemischt-venöse Blutgasanalyse notwendig (es müssen Hb und Sättigung eingegeben werden).
- Außerdem ist bei der kontinuierlichen Messung auf das Quali-
tätssignal neben der Darstellung der Sättigung zu achten
(vgl. Abb. 54 und Tab. 25).

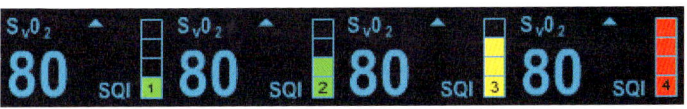

Abb. 54 Verschiedene SQI-Signalqualitäten beim Vigilance®-II Monitor mit kontinuierlicher gemischter venöser
Sättigungsmessung

Tab. 25 Verschiedene Signalqualitätsindizes

Signal Qualitätsindex (SQI)		
Level	**Signal**	**Beschreibung**
1 (grün)	Normal	Alle Aspekte des Signals sind gut
2 (grün)	Mäßig	Zeigt ein mäßig eingeschränktes Signal an
3 (gelb)	Schlecht	Zeigt eine schlechte Signalqualität an
4 (rot)	Nicht akzeptabel	Zeigt ausgeprägte Probleme bei einem oder mehreren Aspekten des Signals an

10.1.5 Interpretation

Zur Interpretation der Sauerstoffausschöpfung sollte man sich nochmals die
Parameter für den Sauerstoffverbrauch und die Sauerstoffversorgung vergegenwärtigen:

Entscheidend ist eine adäquate Zufuhr von Sauerstoff ins Gewebe, da der gesamte Sauerstoffverbrauch (außer z. B. durch generalisierte Hypothermie) kaum zu beeinflussen ist. Somit ist eine Erhöhung des Sauerstoffangebotes der entscheidende Parameter zur Verbesserung (und zielgerichteten Therapie) der **erniedrigten** gemischt-venösen Sättigung. Somit können folgende Parameter zu einer besseren gemischt-venösen Sättigung beitragen (s. a. Abb. 55):

- Herzzeitvolumen,
- arterielle O$_2$-Sättigung
- Hämoglobingehalt.

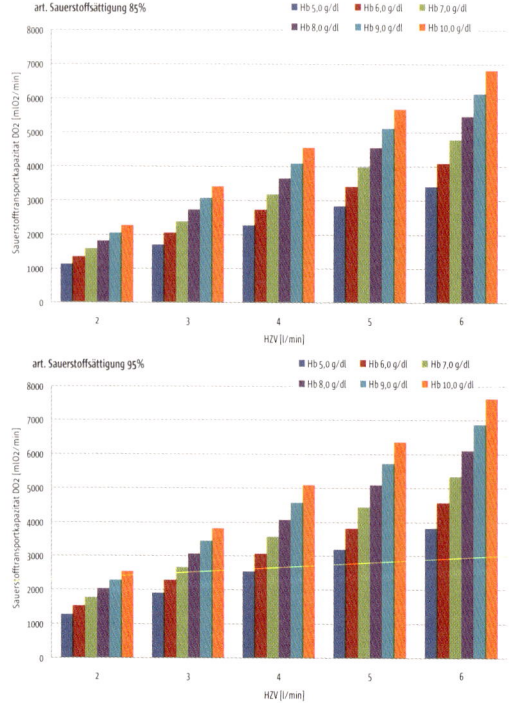

Abb. 55 Vergleich der Bedeutung des HZV, der arteriellen Sättigung und des Hb für die Sauerstoffversorgung: Abhängigkeit der Sauerstofftransportkapazität (DO$_2$) vom HB und es HZV bei einer art. Sauerstoffsättigung von 85 % bzw. 95 %

Die Erhöhung des Herzzeitvolumens durch Optimierung von Flüssigkeits- und Katecholamintherapie wurde bereits ausführlich im Kapitel *Messverfahren des HZV* erörtert. Die Optimierung der Beatmung ist als gegeben zu betrachten,

Defizite hier wären bereits durch die arterielle BGA und die arterielle Sättigung aufgefallen. So wird in der Regel die Transfusion von roten Blutkörperchen (Erykonzentraten) zur Anhebung des Hb und damit die Verbesserung der Sauerstofftransportkapazität die zu ziehende Konsequenz sein. Über Sinn und Unsinn von Transfusionstriggern, die die Einschätzung des Transfusionsnutzen bei verschiedenen Patientengruppen etc. ermöglichen, ist in vielen Originalarbeiten diskutiert worden, eine aktuelle deutschsprachige Arbeit (Langgartner et al. 2008) fasst die wichtigsten Aspekte hierbei zusammen. Entscheidend für die Praxis ist, dass man sich den Zusammenhang zwischen Hb und Sauerstofftransportkapazität bei einem fixen HZV und Sättigungslevel ins Gedächtnis ruft. Eine Änderung der arteriellen Sauerstoffsättigung von 85 % auf 99 % erhöht die Transportkapazität um 14 %, ein Anstieg des HZV von 3 auf 3,5 l um 16 % und der Hb-Anstieg von 7,0 g/dl auf 10 g/dl um 43 %. Wobei die Erhöhung der Sättigung und des HZV in der Praxis häufig nicht so einfach zu erreichen sind. Zur Erläuterung dient die Abbildung 55, die zeigt, wie sich der DO_2 in Abhängigkeit anderer Parameter verändert.

10.1.6 Fehler

Relevante Fehlermöglichkeiten ergeben sich (neben den oben erwähnten technischen Einschränkungen bei begrenzter Signalqualität) nicht, bei der manuellen Abnahme aus dem PAK ist auf eine adäquate Verwerfung der ersten, durch NaCl verdünnten Portion aus dem Katheter zu achten (in der Regel < 1,5 ml). Sonst können selbstverständlich bei der Probenaufbereitung und Messung in der BGA systemische Fehler bei ungenügender Durchmischung, Clotbildung und nicht adäquater Kalibrierung und Qualitätskontrolle des Gerätes entstehen. So sollte jeder Sättigungswert > 90 % und < 50 % auf Plausibilität geprüft werden (richtiger Abnahmeort, korrekte Beatmungseinstellung, keine Probenverwechslung möglich) und im Zweifelsfall eine zweite BGA gewonnen werden.

> Plausibilitätskontrolle aller in der BGA gemessenen gemischt-venösen Sättigungswerte von > 90 % und < 50 %!

Relevante Literatur

Evaluation

P. L. Baele, J. C. McMichan, H. M. Marsh, J. C. Sill, P. A. Southorn, Continuous monitoring of mixed venous oxygen saturation in critically ill patients. Anesth Analg, 1982. 61(6): p. 513–7.

S. A. Burchell, M. Yu, S. A. Takiguchi, R. M. Ohta, S. A. Myers, Evaluation of a continuous cardiac output and mixed venous oxygen saturation catheter in critically ill surgical patients. Crit Care Med, 1997. 25(3): p. 388–91.

L. S. Chawla, H. Zia, G. Gutierrez, N. M. Katz, M. G. Seneff, M. Shah, Lack of equivalence between central and mixed venous oxygen saturation. Chest, 2004. 126(6): p. 1891–6.

J. C. McMichan, Continuous monitoring of mixed venous oxygen saturation in clinical practice. Mt Sinai J Med, 1984. 51(5): p. 569–72.

E. Rivers, B. Nguyen, S. Havstad, J. Ressler, A. Muzzin, B. Knoblich, E. Peterson, M. Tomlanovich, the Early Goal-Directed Therapy Collaborative Group, Early Goal-Directed Therapy in the Treatment of Severe Sepsis and Septic Shock. N Engl J Med, 2001. 345(19): p. 1368–1377.

U. Zaune, C. Spies, M. H. Pauli, G. Boeden, E. Martin, The accuracy of 4 different oximeters for continuous monitoring of mixed venous oxygen saturation during abdominal aortic surgery. Anaesthesist, 1992. 41(2): p. 71–5.

Kritische Betrachtung

V. Jha, G. Gutierrez, Severe sepsis and septic shock: should blood be transfused to raise mixed venous oxygen saturation? Chest, 2007. 131(4): p. 1267–8; author reply 1268–9.

J. Langgartner, S. Siebig, C.-M. Reng, Welchen Hb-Wert braucht der kritisch Kranke? Intensiv- und Notfallbehandlung, 2008. 33(4): p. 184–190.

A. G. Lorentzen, C. Lindskov, E. Sloth, C. J. Jakobsen, Central venous oxygen saturation cannot replace mixed venous saturation in patients undergoing cardiac surgery. J Cardiothorac Vasc Anesth, 2008. 22(6): p. 853–7.

M. Varpula, S. Karlsson, E. Ruokonen, V. Pettila, Mixed venous oxygen saturation cannot be estimated by central venous oxygen saturation in septic shock. Intensive Care Med, 2006. 32(9): p. 1336–43.

10.2 Zentral-venöse Sättigung (ScO$_2$)

Indikation	Beurteilung des Sauerstoffverbrauchs
Bewertung	Invasives Monitoringverfahren, da ZVK jedoch Standardverfahren, bei allen Patienten mit ZVK in der V. cava sup. nutzbar.
Messtechnik	Kombination von rotem und infrarotem Licht zur Bestimmung der Absorptionsquotienten von oxygeniertem und nichtoxygeniertem Hämoglobin, multiple Anbieter zur kontinuierlichen Überwachung
Durchführung	Kontinuierlich und nichtkontinuierlich, Spezial-ZVK und Standard-ZVK möglich.
Interpretation	Ziel ist eine zentral-venöse Sättigung von > 70 % (Norm 70–80 %), sonst HZV-Erhöhung, Modifikation der Beatmung und EK-Gabe
Fehler	Bei kont. Messung: gutes Signal, regelhafte Kalibration (alle 24 h), bei BGA-Methode keine relevanten Fehlerquellen

10.2.1 Indikation

Die Indikation zur Messung der **zentral**-venösen Sättigung kann deutlich weiter gestellt werden, als die Messung der **gemischt**-venösen Sättigung. In der Regel ist bei Patienten, die als akut kritisch kranke Patienten auf der Intensivstation liegen, ein zentraler Zugang bereits vorhanden. In der oben zitierten Arbeit von Rivers wurde aber auch bereits in der Notaufnahme bei Patienten mit schwerer Sepsis und septischem Schock ein ZVK angelegt und als ein zentraler Parameter die **zentral**-venöse Sättigung bestimmt. Da die nicht-kontinuierliche Messung (mittels BGA) bei liegendem ZVK kein relevantes Risiko darstellt, sollte die Indikation hierzu großzügig gestellt werden, hierzu gehören alle Situationen, bei denen eine Einschränkung der Sauerstofftransportkapazität/eine Erhöhung des Sauerstoffverbrauches anzunehmen sind (SIRS/Trauma/Hypovolämie etc.).

Kontraindikationen: alle Kontraindikationen zur Anlage eines ZVK im Bereich der oberen zentralen Venen (Thrombosen, haemorrhagische Diathesen etc.)

Die zentral-venöse Sättigungsmessung ist schnell und einfach durchzuführen. Sie gehört speziell in der Anfangsevaluation des schwerkranken Patienten zum Standard!

10.2.2 Bewertung

Bei liegendem ZVK (s. Kap. I 6) ist das Verfahren einfach und unkompliziert anwendbar. Die nichtkontinuierliche Messung ist deutlich preiswerter als die kontinuierliche Messung, es sind weniger technische Probleme zu erwarten. Die kontinuierliche Messung sollte mit einer HZV-Messung kombiniert werden (da nur so eine konkrete Aussage über den DO_2 getroffen werden kann). Eine Messung ist jedoch nur bei liegendem ZVK mit der Spitze in der V. cava.sup. möglich.

Als Einschränkung des Verfahrens ist zu erwähnen, dass gerade bei großer Sauerstoffausschöpfung der Leber/der intestinalen Organe sowie des Herzens (bereits physiologisch ist hier die venöse Sättigung am niedrigsten) falsch hohe Werte der zentral-venösen Sättigung (bei nicht ausreichender Durchmischung des venösen Blutes) eine falsche Sicherheit im Sauerstofftransport anzeigen können.

Somit bleibt die zentral-venöse Sättigung ein Baustein der haemodynamisch-respiratorischen Beurteilung des Patienten. Zur Erläuterung siehe Abbildung 56.

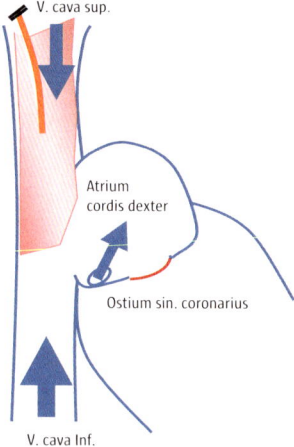

V. cava sup.

Atrium
cordis dexter

Ostium sin. coronarius

V. cava Inf.

Abb. 56 ZVK (orange) mit Spitze in korrekter Position. Hier wird Blut aus dem rot schraffierten Bereich gewonnen/
bei kontinuierlicher Messung gemessen. Somit sind nur geringe Anteile des Blutes des S. coronarius und der
V. cava inf. im Messbereich. Die relative Genauigkeit (siehe Text) entsteht durch die Durchmischung bei der
Kontraktion des rechten Vorhofs mit einer gewissen Menge an Pendelblut Richtung V. cava sup/inf.

> Die zentral-venöse Sättigung ist nur bei einem ZVK, dessen Spitze in der V. cava
> superior liegt (also Zugang von jugulär, subclavial und basilical) zu verwerten,
> nicht beim femoralen Zugang!

10.2.3 Messtechnik

Messtechnisch wird das Verfahren ausführlich im Kapitel I 4.3 erläutert.
Beim diskontinuierlichen Verfahren wird die Messung in einer Blutgasanalyse durchgeführt.

10.2.4 Durchführung

Zur Durchführung der **diskontinuierlichen Messung** gibt es wenige
spezifische Hinweise:

- Es ist darauf zu achten, dass vor der Gewinnung der Analyse-
  Blutprobe eine ausreichende Menge (ca. 5 ml) aus dem Katheter
  abgezogen und verworfen wird.
- Sie sollte aus dem distalsten Lumen gewonnen werden, rasch
  laufende Infusionspumpen sollten für die Zeit der Blutentnah-
  me pausiert werden (bei Flussgeschwindigkeiten > 250 ml/h).

Die **kontinuierliche Messung** verlangt ein spezielles Messsystem, welches z. B. von EDWARDS® oder von Pulsion® zur Verfügung steht:

- Hier wird über einen Standard-ZVK ein Lichtleiter eingeführt (Fa. Pulsion) oder ein spezieller ZVK mit integriertem Lichtleiter platziert (Fa. Edwards). Über diese Systeme kann die Messung kontinuierlich erfolgen.

- Dieser muss in regelmäßigen Abständen (je nach Hersteller) in-vivo kalibriert werden. Hierzu ist eine aktuelle zentral-venöse BGA notwendig. Bei den verschiedenen Systemen ist z. T. eine Qualitätsanzeige des Signals verwirklicht, wie sie beim gemischt-venösen Messsystem bekannt ist (vgl. Kap. II 10.1.4).

> Die kontinuierliche zentral-venöse Sättigung muss regelmäßig in-vivo geeicht werden!

10.2.5 Interpretation

Die zentral-venöse Sättigung wird ebenso wie die gemischt-venöse Sättigung interpretiert (vgl. Kap. II 10.1.5). Ziel ist ein ca. 5 % höherer Wert als bei der gemischt-venösen Sättigung, da das zentral-venöse Blut nur unzureichend vermischt wird und die O_2-Ausschöpfung in der oberen Blutstrombahn (also im Zustrombereich der V. cava superior) in der Regel etwas geringer ist. So sollte hier der Transfusionstrigger bei einer zentral-venösen Sättigung von < 70 % (Normwert 70–80 %) nach Optimierung des HZV und der Beatmung sein.

10.2.6 Fehler

Relevante Fehlermöglichkeiten ergeben sich (neben den oben erwähnten technischen Einschränkungen bei begrenzter Signalqualität) nicht, bei der manuellen Abnahme aus dem ZVK ist auf eine **adäquate Verwerfung der ersten, durch NaCl verdünnten Portion** aus dem Katheter zu achten (in der Regel 5 ml). Sonst können selbstverständlich bei der Probenaufbereitung und Messung in der BGA systemische Fehler bei ungenügender Durchmischung, Clotbildung und nicht adäquater Kalibrierung und Qualitätskontrolle des Gerätes entstehen.

> *So sollte jeder Sättigungswert > 90 % und < 50 % auf Plausibilität geprüft werden (richtiger Abnahmeort, korrekte Beatmungseinstellung, keine Probenverwechslung möglich) und im Zweifelsfall eine zweite BGA gewonnen werden.*

Relevante Literatur

Evaluation

R. Cohendy, C. Peries, J. Y. Lefrant, P. Y. Doucot, G. Saissi, J. J. Eledjam, Continuous monitoring of the central venous oxygen saturation in surgical patients: comparison to the monitoring of the mixed venous saturation. Acta Anaesthesiol Scand, 1996. 40(8 Pt 1): p. 956.

R. H. Goldman, M. Klughaupt, T. Metcalf, A. P. Spivack, D. C. Harrison, Measurement of central venous oxygen saturation in patients with myocarial infarction. Circulation, 1968. 38(5): p. 941–6.

B. W. Johansson, Oxygen saturation of the blood in different parts of the central venous system. Its importance for the diagnosis of anomalous pulmonary veins. Acta Med Scand, 1961. 170: p. 287–90.

Einsatz

A. Di Filippo, C. Gonnelli, L. Perretta, G. Zagli, R. Spina, M. Chiostri, G. F. Gensini, A. Peris, Low central venous saturation predicts poor outcome in patients with brain injury after major trauma: a prospective observational study. Scand J Trauma Resusc Emerg Med, 2009. 17(1): p. 23.

J. Lee, F. Wright, R. Barber, L. Stanley, Central venous oxygen saturation in shock: a study in man. Anesthesiology, 1972. 36(5): p. 472–8.

P. Madsen, H. Iversen, N. H. Secher, Central venous oxygen saturation during hypovolaemic shock in humans. Scand J Clin Lab Invest, 1993. 53(1): p. 67–72.

M. M. Scheinman, M. A. Brown, E. Rapaport, Critical assessment of use of central venous oxygen saturation as a mirror of mixed venous oxygen in severely ill cardiac patients. Circulation, 1969. 40(2): p. 165–72.

M. Varpula, S. Karlsson, E. Ruokonen, V. Pettila, Mixed venous oxygen saturation cannot be estimated by central venous oxygen saturation in septic shock. Intensive Care Med, 2006. 32(9): p. 1336–43.

Kritische Betrachtung: zentral-venöse vs. gemischt-venöse Sättigung

A. G. Lorentzen, C. Lindskov, E. Sloth, C. J. Jakobsen, Central venous oxygen saturation cannot replace mixed venous saturation in patients undergoing cardiac surgery. J Cardiothorac Vasc Anesth, 2008. 22(6): p. 853–7.

E. Rivers, Mixed vs central venous oxygen saturation may be not numerically equal, but both are still clinically useful. Chest, 2006. 129(3): p. 507–8.

A. Wienke, Letter to the editor regarding the paper „Agreement of central venous saturation and mixed venous saturation in cardiac surgery patients by Sander M, Spies CD, Foer A, Weymann L, Braun J, Volk T, Grubitzsch H, von Heymann C (2007) Intensive Care Medicine 33:1719–1725". Intensive Care Med, 2008. 34(12): p. 2317.

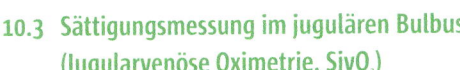

10.3 Sättigungsmessung im jugulären Bulbus (Jugularvenöse Oximetrie, SjvO$_2$)

Indikation	Beurteilung des regionalen zerebralen Sauerstoffverbrauches
Bewertung	Invasives Monitoringverfahren, jugulärer ZVK wird retrograd der Flussrichtung mit der Spitze im jugulären Bulbus platziert
Messtechnik	Kombination von rotem und infrarotem Licht zur Bestimmung der Absorptionsquotienten von oxygeniertem und nichtoxygeniertem Hämoglobin
Durchführung	Kontinuierliche und Nicht-kontinuierliche Messung des zerebralen Sauerstoffverbrauchs
Interpretation	Ziel ist eine jugularvenöse Sättigung von > 50 %, Interventionen je nach Grunderkrankung, entscheidend für die Prognose sind die Desaturierungsereignisse
Fehler	Bei kont. Messung: gutes Signal, regelhafte Kalibration (alle 12–24 h), bei BGA-Methode keine relevante Fehlerquellen

10.3.1 Indikation

Messung der jugulär venösen Sauerstoffsättigung bei neurologischen oder neurochirurgischen Patienten. Ziel ist die Abschätzung der funktionalen Perfusion anhand des zerebralen Sauerstoffangebots und der zerebralen Sauerstoffausschöpfung. Es gibt im Bereich der traumatischen Hirnschädigung nur eine Level II-Empfehlung zur Nutzung des Verfahrens, als relativ sicher kann die Indikation bei Hyperventilationstherapie und bei eingeschränkter bzw. aufgehobener zerebraler Autoregulation angesehen werden. Es gelten die üblichen Kontraindikationen für Katheteranlagen. Weiterhin ist die Anlage bei Abflussstörungen (z. B. Sinusvenenthrombose) kontraindiziert.

10.3.2 Bewertung

Die Anlage des Katheters ist vergleichbar mit der Anlage eines Standard-ZVKs in die V. jugularis. Es wird retrograd unter Ultraschallkontrolle punktiert und der Seldingerdraht bis zum Erreichen eines leichten Widerstandes vorgeschoben. Dann erfolgen in der Regel eine Röntgenkontrolle zur korrekten Lagebestimmung des Drahtes im Bulbus und anschließend die Einlage des Katheters. Liegt der Katheter zu weit distal, ist eine Blockade des venösen Abflusses möglich, liegt er zu weit proximal, kann die Sättigungsmessung durch Durchmischung von extrakraniellem Blut verfälscht werden. Sieht man vom hypophysärem Venengeflecht ab, welches z. T. durch penetrierende Venen im Bereich der Maxilla und schließlich durch die V. facialis in die V. jugularis mündet, ist mit der jugulären Bulbusoximetrie der Sauerstoffverbrauch des gesamten Großhirns erfasst (Mündung des Sinus sagittalis im Bulbusbereich).

10.3.3 Messtechnik

Es ergeben sich keine Unterschiede zu den oben genannten Punkten.

10.3.4 Durchführung

Die Durchführung der Bulbusoximetrie ist zunächst an die Anlage des speziellen **Katheters** gebunden. Dieser gehört nicht zum Kernrepertoire der konservativen Intensivmedizin, hier ist wie bei allen invasiven Maßnahmen Übung erforderlich.

Die Messung wird entweder **kontinuierlich oder nicht-kontinuierlich** durchgeführt, wie bei allen anderen kontinuierlichen invasiven oximetrischen Verfahren ist auf eine den Herstellerangaben des jeweiligen Systems angepasste in-vivo Rekalibrierung zu achten.

Wichtig ist ebenfalls die **regelmäßige Lagekontrolle** des Katheters, da bereits eine wenige Zentimeter nach distal abweichende Lage (Beschränkung des venösen Abflusses) oder eine zu proximale Lage (Mischung des venösen Blutes) falsche Ergebnisse liefern kann. Ebenfalls häufig kommt es durch das kleine Lumen des Bulbus zu Anlagerungen der Katheterspitze an die Gefäßwand mit konsekutiver Fehlmessung. Daher sind einzelne Modelle auch mit einem kleinen aufblasbaren Ballon an der Spitze erhältlich, die nicht zum Einschwemmen dienen (wie ein PAK), sondern durch kurzfristiges Entfalten die Spitze von der Gefäßwand lösen sollen.

> *Neben der Kalibrierung ist die Lage des Katheters (cm-Marke im Hautniveau) mindestens täglich zu kontrollieren, um korrekte Werte zu erhalten.*

10.3.5 Interpretation

Das Verfahren per se wird seit der Einführung als kontinuierliches Verfahren immer wieder kontrovers diskutiert, insbesondere da z. T. andere Messverfahren bessere Aussagen über regionale Oxigenierungsstörungen liefern (StO_2, Microdialyse). Als sicher kann gelten, dass vor allem die Anzahl der Entsättigungsphasen ($SjvO_2 < 50\%$) eng mit einem schlechten neurologischen Outcome korreliert. Hier ist häufig ein Blutdruckabfall mit begleitendem Abfall des zerebralen Perfusionsdruckes ursächlich. Die individuelle Grenze des CPP in der initialen Krankheitsphase des Patienten zu definieren ist sicherlich eine Einsatzindikation für dieses Verfahren. Nicht sicher in der Konsequenz einzuschätzen ist ein deutlich erhöhter $SjvO_2 > 75\%$.

> Wichtigster prognostischer Parameter ist die Häufigkeit der Entsättigungen unter 50 % als Hinweis auf die Prognose des Patienten (je öfter desto schlechter die Prognose)

10.3.6 Fehler

Insbesondere bei den kontinuierlichen Verfahren kommt es durch den geringen räumlichen Spielraum (kleiner Bereich der optimalen Messung bei Bulbuskathetern) und dem kleinen Innenlumen des Gefäßes häufig zu **Anlagerungen an die Gefäßwand** mit konsekutiver starker Beeinträchtigung des Messsignals. Daher ist bei allen Geräten ein unterschiedlich gearteter Qualitätsindex für das Signal verfügbar (vergleichbar mit dem in Kapitel II 10.1.4 beschriebenen SQI). Eines der Hauptprobleme ist die deutlich eingeschränkte Zeit mit gutem Signal (häufig < 50 % des gesamten Monitoringintervalls), welches die Aussagekraft der Anwendung weiter limitiert.

Literatur

Evaluation

N. Clavier, P. Schurando, J. L. Raggueneau, D. M. Payen, Continuous jugular bulb venous oxygen saturation validation and variations during intracranial aneurysm surgery. J Crit Care, 1997. 12(3): p. 112–9.

K. L. Kiening, A. W. Unterberg, T. F. Bardt, G. H. Schneider, W. R. Lanksch, Monitoring of cerebral oxygenation in patients with severe head injuries: brain tissue PO2 versus jugular vein oxygen saturation. J Neurosurg, 1996. 85(5): p. 751–7.

B. F. Matta, A. M. Lam, The rate of blood withdrawal affects the accuracy of jugular venous bulb. Oxygen saturation measurements. Anesthesiology, 1997. 86(4): p. 806–8.

Einsatz

M. Alvarez del Castillo, Monitoring neurologic patients in intensive care. Curr Opin Crit Care, 2001. 7(2): p. 49–60.

G. Leyvi, R. Bello, J. D. Wasnick, K. Plestis, Assessment of cerebral oxygen balance during deep hypothermic circulatory arrest by continuous jugular bulb venous saturation and near-infrared spectroscopy. J Cardiothorac Vasc Anesth, 2006. 20(6): p. 826–33.

R. Paino, F. Milazzo, Jugular bulb oxygen saturation in hypothermic circulatory arrest procedures: a possible role of continuous monitoring. J Cardiothorac Vasc Anesth, 2008. 22(1): p. 172–3.

Kritische Betrachtung

S. L. Bratton, R. M. Chestnut, J. Ghajar, F. F. McConnell Hammond, O. A. Harris, R. Hartl, G. T. Manley, A. Nemecek, D. W. Newell, G. Rosenthal, J. Schouten, L. Shutter, S. D. Timmons, J. S. Ullman, W. Videtta, J. E. Wilberger, D. W. Wright, Guidelines for the management of severe traumatic brain injury. IX. Cerebral perfusion thresholds. J Neurotrauma, 2007. 24 Suppl 1: p. S59–64.

W. M. Coplin, G. E. O'Keefe, M. S. Grady, G. A. Grant, K. S. March, H. R. Winn, A. M. Lam, Accuracy of continuous jugular bulb oximetry in the intensive care unit. Neurosurgery, 1998. 42(3): p. 533–9; discussion 539–40.

J. Meixensberger, J. Dings, A. Jäger, S. Baunach, K. Roosen, Die Gewebesauerstoffmessung im Gehirn – Was ist bewiesen? Intensivmedizin und Notfallmedizin, 1998. 35(0): p. s072-s079.

C. Werner, Die Bulbus-jugularis-Oxymetrie–Ein neues neuroanasthesiologisches Standardmonitoring? Pro. Anasthesiol Intensivmed Notfallmed Schmerzther, 1997. 32(7): p. 455–7.

11 Abdominelles Monitoring

Einleitung

Nur wenige abdominelle Monitoringverfahren werden in der Praxis tatsächlich benutzt. Der Surrogatmarker „Druck" (intraabdomineller Druck, IAP) ist die einzige wirklich etablierte Größe, die in der Routine breit angewendet wird. Es fehlen weiterhin selektive Systeme zur Überwachung der Darmperfusion/-funktion sowie der Nierenperfusion. Die Messung der Leberfunktion über die Indozyaninexkretionsmethode bleibt speziellen Fragestellungen vorbehalten.

11.1 Intraabdomineller Druck (IAP)

Indikation	Intraabdominelle Pathologie mit Erhöhung des Druckes, z. B. Pankreatitis, Leberzirrhose und Aszites, abdominelle OP, hochpositive Flüssigkeitsbilanz
Bewertung	Semi-invasives Monitorverfahren über liegenden Harnblasenkatheter
Messtechnik	Indirekte Druckmessung bei leicht gefüllter Harnblase über den liegenden DK
Durchführung	Nichtkontinuierliche Messung des Blasendruckes
Interpretation	Grad des intraabdominellen Hochdruckes, Therapie bis hin zur Dekompressionschirurgie
Fehler	Schlechter Kontakt, Druckabnehmer nicht korrekt positioniert.

11.1.1 Indikation

Die Indikation zum Einsatz der intraabdominellen Druckmessung ist jeder Zustand, bei der ein erhöhter intraabdomineller Druck möglich, wahrscheinlich oder sicher ist. Hierzu gehören insbesondere primäre Erkrankungen intraabdomineller Organe (insbesondere die akute schwere Pankreatitis und die Leberzirrhose mit portaler Hypertension), intraabdominelle chirurgische Eingriffe (z. B. offene Versorgung eines abdominellen Aortenaneurysmas), eine ausgeprägte Flüssigkeitssubstitution im Rahmen z. B. eines septischen Schocks. Eine tabellarische Übersicht der Indikationen zur Messung des IAP der WSACS (World society oft the abdominal compartment syndrome) ebenso wie die Definition des Schweregrades findet sich in Tabelle 26 und 27.

Tab. 26 Indikationen zur IAP-Messung nach WSACS

Indikationen zur intraabdominellen Druckmessung
Postoperative Patienten mit gespanntem Abdomen
Patienten mit abdominellem Trauma
Beatmete Patienten mit Organdysfunktion, die NICHT nach SOFA-Score beurteilt werden
Patienten mit distendiertem Abdomen und min. einem der folgenden Symptome: ■ Oligurie ■ Hypoxie ■ Nicht erklärter Azidose ■ Mesenterialer Ischämie ■ Erhöhtem intrakraniellem Druck
Patienten mit abdominellem Packing nach Trauma/Lebertransplantation
Patienten mit großer Volumenzufuhr in Zusammenhang mit einer Erkrankung mit capillary leak (z. B. Pankreatitis, Septischem Schock, Trauma etc.)

Tab. 27 Definition des intraabdominellen Druckes nach WSACS

Grad	Intraabdomineller Druck (IAP)
I	12–15 mmHg
II	16–20 mmHg
III	21–25 mmHg
IV	> 25 mmHg

11.1.2 Bewertung

Die intraabdominelle Druckmessung ist schnell und einfach durchzuführen. Die Risiken der Neuanlage eines Dauerkatheters sind gering, zumal Patienten mit den oben genannten Krankheitsbildern in aller Regel bereits katheterisiert sind. Somit sollte die Indikation zur Durchführung der IAP-Messung großzügig gestellt werden. Die invasive Messung des IAP z. B. durch Kanülierung des Abdomens bei ausgeprägtem Aszites bzw. bei liegendem intraabdominellem Katheter bei Peritonealdialyse stellt eine Reservemethode und nicht die Regel dar.

11.1.3 Messtechnik und Durchführung

Die übliche Methode der intraabdominellen Druckmessung ist die indirekte Methode der **Blasendruckbestimmung**.

- Hierbei wird bei horizontal gelagertem Patienten der liegende Blasenkatheter distal abgeklemmt und die Harnblase mit wenig Flüssigkeit (ca. 20–60 ml sterile Kochsalzlösung) gefüllt und entfaltet.
- Anschließend erfolgt eine intravesikale Druckmessung, die dem intraabdominellen Druck nahezu gleichzusetzen ist.
- Der Messort liegt proximal der Abklemmstelle (normales Druckmesssystem).
- Die Aufzeichnung erfolgt im zentralen Monitorsystem.
- Nach der Messung wird die distale Abklemmung gelöst und die Kochsalzlösung kann abfließen.

Hier gibt es auch semiautomatische Systeme, die ein Abflussventil nach einer bestimmten Zeitspanne des Druckes automatisch öffnen. Der gesamte Messaufbau ist in Abbildung 57 gezeigt.

Alternativ kann der IAP auch über eine **Aszitesdrainage** bzw. einen liegenden **Peritonealkatheter** gemessen werden. Diese Messverfahren bieten eine kontinuierliche Messung bei jedoch hoher Infektanfälligkeit (Diskonnektion des Systems etc.). Die direkt-invasiven Verfahren werden daher in der Regel nicht angewendet.

Ein kommerzielles System zur **kontinuierlichen Messung** über eine gastrale Sonde ist ebenfalls erhältlich (z. B. CiMON® der Fa. Pulsion). Das Messprinzip (Messung des Druckes in einer flüssigkeitsgefüllten Höhle) ist jedoch im Magen aufgrund des großen Volumens fehleranfälliger. Eine abschließende Beurteilung dieses Verfahrens ist noch nicht möglich, da hier zzt. noch keine ausreichenden klinischen Daten vorliegen.

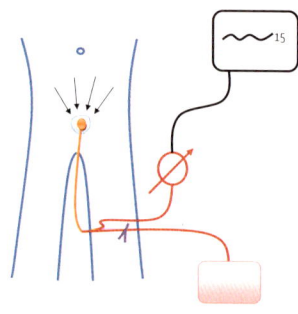

Abb. 57   Messprinzip der intraabdominellen
Druckmessung über einen liegenden
Blasenkatheter

》》》 *Die Standardmessmethode des IAP ist die vesikale Druckmessung.*
Diese muss regelmäßig mindestens alle 3–6 h durchgeführt werden!

11.1.4   Interpretation

In die Interpretation fließen das Ausmaß der Erhöhung und die Dauer der
Erhöhung ebenso wie der zeitliche Verlauf und die Grunderkrankung mit
ein. Insbesondere bei akut auftretenden deutlich erhöhten Drücken (Grad III
und IV) sowie zunehmenden Organversagen (Laktatbildung, Nierenversa-
gen, respiratorischer Insuffizienz) ist eine chirurgische Laparotomie mit
Faszienspaltung als Entlastungs-OP durchzuführen. Bei nur gering erhöh-
tem Druck ist vor allem die Anregung der Darmperistaltik, eine negative
Flüssigkeitsbilanz und/oder ein Entpacking anzustreben. Die weitere Therapie richtet sich nach der Grunderkrankung, entscheidend ist, deutlich
erhöhte Drücke von > 25 mmHg nur maximal 3 Stunden bis zur tatsächlichen
Intervention zu tolerieren.

11.1.5   Fehler

Systematische Fehler bei der Messung sind an verschiedenen Stellen möglich: Zunächst ist die **Nullpunktkalibrierung** in Höhe der mittleren Axillar-
linie durchzuführen. Der Blasenkatheter sollte zunächst einmal gespült
werden, um gerade bei länger liegenden Kathetern Verkrustungen/Engstel-
len zu beseitigen und sicherzustellen, dass die Katheterspitze frei in der
Blase liegt. Dann ist auf eine komplette Abklemmung zu achten und schließlich auf eine atemsynchrone leichte Schwankung in der Druckkurve als Zeichen der korrekten Ableitung.

Nichtsystematische Fehler ergeben sich bei besonders **adipösen Patienten**, hier ist der Normwert allein durch das Gewicht der Fettanteile höher (9– 14 mmHg), ebenso beeinflusst die Lagerung des Patienten mit aufrechtem Oberkörper die korrekte Messung.

Relevante Literatur

Evaluation

I. De laet, E. Hoste, J. J. De Waele, Transvesical intra-abdominal pressure measurement using minimal instillation volumes: how low can we go? Intensive Care Med, 2008. 34(4): p. 746–50.

T. J. De Potter, H. Dits, M. L. Malbrain, Intra- and interobserver variability during in vitro validation of two novel methods for intra-abdominal pressure monitoring. Intensive Care Med, 2005. 31(5): p. 747–51.

B. L. De Keulenaer, J. J. De Waele, B. Powell, M. L. Malbrain, What is normal intra-abdominal pressure and how is it affected by positioning, body mass and positive end-expiratory pressure? Intensive Care Med, 2009. 35(6): p. 969–76.

E. J. Kimball, G. K. Baraghoshi, M. C. Mone, H. J. Hansen, D. M. Adams, S. C. Alder, P. Jackson, P. Cannon, J. Horn, T. R. Wolfe, A comparison of infusion volumes in the measurement of intra-abdominal pressure. J Intensive Care Med, 2009. 24(4): p. 261–8.

I. Zengerink, P. B. McBeth, D. A. Zygun, K. Ranson, C. G. Ball, K. B. Laupland, S. Widder, A. W. Kirkpatrick, Validation and experience with a simple continuous intra-abdominal pressure measurement technique in a multidisciplinary medical/surgical critical care unit. J Trauma, 2008. 64(5): p. 1159–64.

Spezifische Aspekte

Z. Balogh, J. J. De Waele, A. Kirkpatrick, M. Cheatham, S. D'Amours, M. Malbrain, Intra-abdominal pressure measurement and abdominal compartment syndrome: the opinion of the World Society of the Abdominal Compartment Syndrome. Crit Care Med, 2007. 35(2): p. 677–8; author reply 678–9.

G. L. Bloomfield, P. C. Ridings, C. R. Blocher, A. Marmarou, H. J. Sugerman, A proposed relationship between increased intra-abdominal, intrathoracic, and intracranial pressure. Crit Care Med, 1997. 25(3): p. 496–503.

M. L. Cheatham, M. W. White, S. G. Sagraves, J. L. Johnson, E. F. Block, Abdominal perfusion pressure: a superior parameter in the assessment of intra-abdominal hypertension. J Trauma, 2000. 49(4): p. 621–6; discussion 626–7.

F. Valenza, G. Chevallard, G. A. Porro, L. Gattinoni, Static and dynamic components of esophageal and central venous pressure during intra-abdominal hypertension. Crit Care Med, 2007. 35(6): p. 1575–81.

11.2 Nichtinvasive Leberfunktionsmessung (LiMON®)

Indikation	Spezifische Überwachung der Leberfunktion (z. B. nach Lebertransplantation), Leberversagen. Überwachung der Leberperfusion.
Bewertung	Nicht-invasives Messverfahren, spezifische Anwendung in der Regel nur in Zentren
Messtechnik	Durch Absorption wird die Verschwinderate eines Farbstoffes (Indozyaningrün, ICG) gemessen. Da der Farbstoff selektiv über die Galle ausgeschieden wird, ist hier eine Aussage über die Gallesekretion und damit die Leberfunktion möglich. Pulsdensitometrisches Messverfahren.
Durchführung	i. v.-Gabe des Wirkstoffes, Messung über Fingerclip.
Interpretation	Interpretation der Plasmaverschwinderate und der ICG-Retentionsrate
Fehler	Vor allem durch Manipulation am Sensor Abreißen des Signals und dadurch Störung der Messung

11.2.1 Indikation

Die Indikation der Messung mittels LiMON® ist die relevante akute oder drohende Funktionseinschränkung der Leber. Im Gegensatz zu anderen Monitoringverfahren ist hier jedoch die Funktionskontrolle auch über Laborwerte möglich (INR, Faktor VII, Albumin, CHE, Bilirubin etc.).

Dadurch dass dieser Test ein funktionelle Bestimmung ist, wirkt die Leberperfusion ebenfalls auf die Plasmaverschwinderate ein und somit ist das Verfahren auch zur kurzfristigen Kontrolle geeignet (z. B. bei vaskulären Problemen der Leber). Die Verschwinderate des Farbstoffes wird deutlich früher beeinflusst als die klassischen Laborwerte.

Da hier hier ein Farbstoff i. v. (peripher oder zentral venös ist möglich) gegeben werden muss, gibt es echte Kontraindikationen und Wirkungseinschränkungen, diese sind in Tabelle 28 zusammengefasst.

Tab. 28 Anwendungsbeschränkungen für die Verwendung von Indozyaningrün, nach Rote Liste ONLINE 2009

Anwendungsbeschränkungen bei der Verwendung von Indozyaningrün	
Kontraindikationen	Überempfindlichkeit gegen Natriumjodid, Jodallergie, manifeste Hyperthyreose, autonome Schilddrüsenadenome, fokale u. diffuse Autonomien der Schilddrüse, Frühgeborene u. Neugeborene, bei denen aufgrund einer Hyperbilirubinämie eine Austauschtransfusion indiziert ist.
Anwendungsbeschränkungen	Pat. unter Betablocker-Therapie., Pat. mit fortgeschrittener Niereninsuffizienz. Untersuchungen zur Aufnahme von radioaktiv markiertem Jod (1 Wo. Abstand).

Anwendungsbeschränkungen bei der Verwendung von Indozyaningrün	
Nebenwirkungen	Anaphylaktische Reaktion od. Urtikaria wurden bei Pat. mit u. ohne allerg. Vorgeschichte auf Jodide beobachtet. In sehr seltenen Fällen (< 1/10 000) Koronarspasmus. In sehr seltenen Fällen (< 1/10 000) nach Injektion von indocyaningrünhaltigen Zubereitungen Übelkeit u. anaphylaktoide od. anaphylaktische Wirkung. Bei Pat. mit terminaler Niereninsuffizienz scheint die Inzidenz anaphylaktischer Reaktionen erhöht zu sein.
	Mögliche Symptome: Unruhe, Wärmegefühl, Übelkeit, Juckreiz, Urtikaria, Gesichtsödem, Tachykardie, Flush, Blutdruckabfall, Atemnot, Bronchospasmus, Laryngospasmus, Herz-Kreislaufstillstand, Tod. In Zusammenhang mit der anaphylakt. Reaktion kann eine Hypereosinophilie auftreten.

11.2.2 Bewertung

Das LiMON-Verfahren ist ein einfaches, nicht invasives Verfahren, welches bei guter Verträglichkeit des ICG-Farbstoffes ohne relevante Nebenwirkungen durchgeführt werden kann. Da jedoch die Durchführung zum einen nicht immer problemlos durchzuführen ist (Abbruch der Messung bei starker Sensorbewegung) und der Farbstoff relativ teuer ist, hat sich das Verfahren bisher in der Breite nicht durchgesetzt und bleibt auch in Zentren spezifischen Fragestellungen vorbehalten.

11.2.3 Messtechnik

Für die Bestimmung der ICG-Konzentration werden zwei verschiedene Wellenlängen (805 und 905 nm) verwendet. Es werden jeweils die Anteile der Absorption im gepulsten und ungepulsten Anteil bestimmt und gegenseitig ins Verhältnis gesetzt, um die Bestimmung nicht durch „Streuabsorption" des Hämoglobins zu verfälschen (vgl. Abb. 58). Hieraus errechnet sich die Konzentration des ICG zu jedem Zeitpunkt t.

$$c_{ICG} = \frac{\dfrac{pulsatil_{905\,nm}}{nicht\ pulsatil_{905\,nm}}}{\dfrac{pulsatil_{805\,nm}}{nicht\ pulsatil_{805\,nm}}}$$

Diese wird als Kurve aufgezeichnet und wiederum im Bereich des nahezu linearen Abfalls die Steigung der Kurve bestimmt (s. Abb. 59).

Hieraus wird dann die Plasmaverschwinderate (PDR) in [%/min] bestimmt und die ICG-Retentionsrate nach 15 min (R15) in [%] berechnet. Die Normwerte für die PDR betragen < 16 %/min und für die R15 0–10 %.

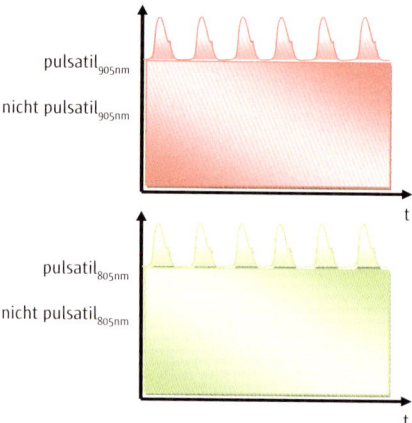

Abb. 58 Bei der LiMON® Messung werden insgesamt vier Signale verarbeitet: die gepulsten und ungepulsten Absorptionsspektren bei 805 und 905 nm. Hieraus errechnet sich die ICG-Konzententration zu jedem Zeitpunkt t.

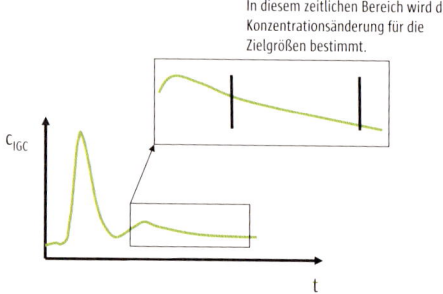

Abb. 59 Linker Teil: Konzentrationsverlauf unmittelbar nach Injektion des ICG (Peak) und anschließender Abfall (logarithmisch). Aus dieser Abfallkurve wird die PDR (Plasmaverschwinderate) bestimmt (rechter Teil).

11.2.4 Durchführung

Der Patient muss für die Messung ruhig liegen, es sollte ein stabiles SpO_2 Signal vor Beginn der Messung vorhanden sein.

■ Es werden zunächst Alter, Geschlecht, Körpergröße und -gewicht in den Monitor eingegeben und anschließend die nötige Menge ICG vorbereitet:

- Die Dosierung erfolgt körpergewichtsadaptiert mit 0,25–0,5 mg/kg KG ICG. Hierzu wird das Pulver nach Herstellerangaben gelöst und die benötigte Menge in einer sterilen Spritze aufgezogen.
- Dann wird der gewünschte Beginn der Messung am Monitor eingegeben und bei stabilem Signal erfolgt ein Countdown bis zum Spritzzeitpunkt.
- Anschließend muss man ca. 6 Minuten bis zum Ende der Messung warten.

11.2.5 Interpretation

Zunächst zu den PDR-Werten: pathologisch sind verzögerte Plasmaverschwinderaten (Werte < 18 %/min). Speziell bei Werten < 8 %/min konnte eine deutlich erhöhte Mortalität bei chirurgischen Patienten gezeigt werden. Umgekehrt: bei R15-Werten > 15 % muss von einer signifikanten Störung der Leberfunktion ausgegangen werden.

11.2.6 Fehler

Insbesondere **Dosierungsfehler** (zu niedrige Dosierung des ICG) und Bewegungsartefakte stören die Messung erheblich. Vor allem darf während der gesamten ca. 6 Minuten dauernden Messphase keine Bewegung des Patienten erfolgen, da die Messung sonst abgebrochen wird. Eine Re-Messung ist nur mit einem zeitlichen Abstand von 10 min möglich.

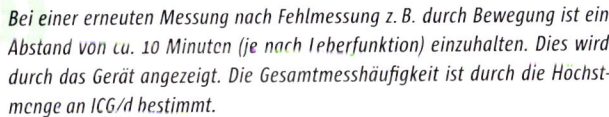

Bei einer erneuten Messung nach Fehlmessung z. B. durch Bewegung ist ein Abstand von ca. 10 Minuten (je nach Leberfunktion) einzuhalten. Dies wird durch das Gerät angezeigt. Die Gesamtmesshäufigkeit ist durch die Höchstmenge an ICG/d bestimmt.

Relevante Literatur

Informationsstand 09/2009, Rote Liste ONLINE, Rote Liste® Service GmbH; Mainzer Landstr. 55; 60329 Frankfurt/Main

Erstbeschreibung und Methodik

E. Burns, D. R. Triger, G. T. Tucker, N. D. Bax, Indocyanine green elimination in patients with liver disease and in normal subjects. Clin Sci (Lond), 1991. 80(2): p. 155–60.

A. R. Cooke, D. D. Harrison, A. P. Skyring, Use of indocyanine green as a test of liver function. Am J Dig Dis, 1963. 8: p. 244–50.

A. Seifert, D. Ehrke, H. Balzer, Chromodiagnostik der Leber: Die Interpretation der Eliminationskurve des Indozyaningrunfarbstoffes (Wofaverdin). Z Gesamte Inn Med, 1968. 23(17): p. 527–31.

Y. Watanabe, K. Kumon, Assessment by pulse dye-densitometry indocyanine green (ICG) clearance test of hepatic function of patients before cardiac surgery: its value as a predictor of serious postoperative liver dysfunction. J Cardiothorac Vasc Anesth, 1999. 13(3): p. 299–303.

Spezielle Anwendungsgebiete und Übersichten

Krouzecky, P. Radermacher, M. Matejovic, Acute liver injury and biomarkers: a biological lesson from indocyanine green. Shock, 2009. 32(3): p. 340–1.

C. U. Niemann, C. S. Yost, S. Mandell, T. K. Henthorn, Evaluation of the splanchnic circulation with indocyanine Lang, Q. green pharmacokinetics in liver transplant patients. Liver Transpl, 2002. 8(5): p. 476–81.

R. Purcell, P. Kruger, M. Jones, Indocyanine green elimination: a comparison of the LiMON and serial blood sampling methods. ANZ J Surg, 2006. 76(1–2): p. 75–7.

Q. S. Sheng, R. He, Y. J. Yang, D. F. Zhao, D. Z. Chen, Indocyanine green clearance test and model for end-stage liver disease score of patients with liver cirrhosis. Hepatobiliary Pancreat Dis Int, 2009. 8(1): p. 46–9.

Stehr, F. Ploner, K. Traeger, M. Theisen, C. Zuelke, P. Radermacher, M. Matejovic, Plasma disappearance of indocyanine green: a marker for excretory liver function? Intensive Care Med, 2005. 31(12): p. 1719–22.

12 Überwachung der Respiration und abgeleiteter Größen

Die Überwachung der Respiration ist essentiell. Hierunter wird die Kapnometrie aber auch die direkte Messung der Gewebsoxygenierung subsumiert. Weiterhin werden in diesem Kapitel abgeleitete Größen, bzw. Messwerte, die auf einer Messung der Parameter pCO_2 und pO_2 beruhen, sowie die Messung des Energieverbrauches („Kalorimetrie") und auch die noch nicht in der Routine einsetzbare aber vielversprechende Technologie der Impedanztomographie des Thorax beschrieben.

12.1 Kapnometrie (Endtidale CO_2 (etCO_2)-Bestimmung)

Indikation	Intubation, jegliche allgemeine Anästhesie, Transport, neurochirurgische/ neurologische Patienten. Hyperkapnie
Bewertung	Nichtinvasives Messverfahren, Standardmonitor
Messtechnik	Indikatorverfahren: Messung des Indikatorumschlages bei hohem etCO_2, Infrarotabsorption korreliert mit der CO_2-Konzentration in der Atemluft.
Durchführung	Kontinuierliche Messung direkt am intubierten Patienten am Tubus,

Interpretation	$etCO_2 > 10$ mmHg → Lage des Tubus im Atemweg, Beatmung möglich, multiple Kurveninterpretationen während des Nutzens zur Beurteilung von technischen und patientenbezogenen Problemen während der Beatmung
Fehler	Nicht korrekte Nullkalibrierung, nicht korrekte Sondenkalibrierung, falscher Einbau (Einbau immer in den Exspirationsschenkel!)

12.1.1 Indikation

Die Indikation zur endtidalen CO_2 ($etCO_2$)-Messung ist die Überwachung der Intubation und der Beatmung. Die $etCO_2$-Messung ist ein verlässlicher Indikator der korrekten Tubuslage, hier kommen Farbindikatoranzeiger und kontinuierlich messende Infrarot-$etCO_2$-Messgeräte zum Einsatz. Weitere Indikationen sind bei konstanter Lungenfunktion mit guter Korrelation zum arteriellen pCO_2 die Beatmungsüberwachung von neurologischen/neurochirurgischen Patienten, bei der pCO_2 sehr konstant gehalten werden soll. Des Weiteren stellen die Tubusüberwachung auf Transporten und die Erfolgskontrolle bei beatmeten hyperkapnischen Patienten zusätzliche Indikationen dar. Während einer Allgemeinanästhesie wird die Kapnometrie mittlerweile als Standardmonitorverfahren von allen anästhesiologischen Gesellschaften empfohlen (ASA, DGAI).

! Bei jeder Intubation muss eine Kapnometrie vorhanden sein!

12.1.2 Bewertung

Die Kapnometrie ist ein Standardmonitoringverfahren, die bei jeder Form der Beatmung angewendet werden soll. Dies beginnt bei der Intubation, bei der sie sehr zuverlässig die Lage des Tubus im Atemwegssystem anzeigt, bis zur Beatmungskontrolle bei Schädel-Hirn-Verletzten im weitesten Sinne, bei der der pCO_2 sehr konstant gehalten werden sollte. Die einzige Limitation des Verfahrens ist die Verschlechterung des Signals durch Wasserabscheidungen an der Testkammer, die vor allem bei aktiv befeuchteten Beatmungssystemen bereits innerhalb weniger Stunden auftreten können. In der Regel wird die Kapnometrie aber auch nur über einen begrenzten Zeitraum (meist die initiale Phase der Beatmung bzw. die Dauer der OP) eingesetzt.

Speziell bei Transportsituationen, bei denen eine kontinuierliche Tubusüberwachung klinisch nicht immer gewährleistet sein kann (z. B. interhospital: MRT-Transport, intrahospital: Hubschraubertransport), sollte die $etCO_2$-Messung standardmäßig erfolgen.

12.1.3 Messtechnik

Es gibt zwei grundsätzlich verschiedene Systeme der etCO$_2$-Messung: die Indikatormethode und die Infrarotmessmethode.

Die Indikatormethode beruht auf der chemischen Eigenschaft von in Wasser gelöstem CO$_2$ zur Bildung einer leichten Säure. Diese kann mittels eines geeigneten Farbstoffes anschließend sichtbar gemacht werden. Die Messtechnik funktioniert rasch (Anzeigenänderung für jeden Atemzug inspiratorisch/exspiratorisch möglich), ermöglicht aber nur eine qualitative Sicherheit, und keine genaue quantitative Aussage bezüglich des CO$_2$-Gehaltes über die Zeit.

Die Infrarotmessmethode (s. Abb. 60) beruht auf der Absorption von infrarotem Licht (bei 4,2 µm) durch CO$_2$. Hierdurch lässt sich der Gasdruck von CO$_2$ in einem Messbereich photoptisch bestimmen (vgl. Abb. 61). Diese Bestimmung wird entweder direkt in der Atemluft durchgeführt (direkte Methode) oder erfolgt mittels eines sog Seitenstrommessgerätes, welches Atemluft durch einen dünnen Schlauch aus dem Hauptstrom abführt und kontinuierlich analysiert. Bei beiden Methoden ist eine kontinuierliche Messung des CO$_2$ während des gesamten Atemzyklus möglich. Als Zahl angezeigt wird in der Regel der etCO$_2$ am Ende der Exspiration.

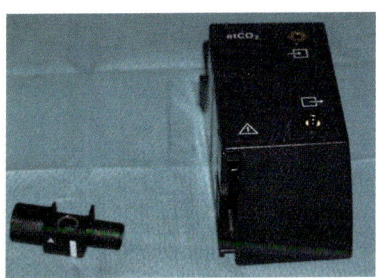

Abb. 60 Beispiel für eine CO$_2$-Messung mit Infrarotmessmethode. Diese ist im Hauptstrom der Beatmung direkt am Tubus einzubauen.

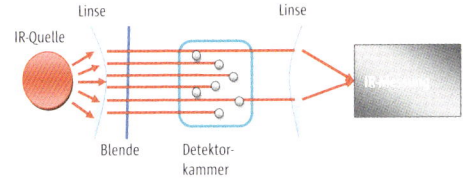

Abb. 61 Funktionsprinzip der CO$_2$-Absorptionsmessung

12.1.4 Durchführung

Die Indikator CO$_2$-Messfühler werden einfach zwischen Tubus und Beatmungsgerät/Beatmungsbeutel gesteckt und zeigen bei Exspiration den gewünschten Farbumschlag (lila). Bei Inspiration erfolgt der Farbumschlag zurück nach gelb.

Die Infrarot (Absorptions) CO$_2$-Anzeiger benötigen nach dem Einschalten zunächst eine gewisse Aufwärmphase, diese ist technischer Ursache, bis es zu einem gleichmäßigen Lichtstrom aus der Infrarot-Lampe kommt. In den Seitstromgeräten ist diese Aufwärmphase häufig deutlich kürzer, da diese oft in transportablen Notfallgeräten eingebaut sind, die im Stand-by Modus auf diese Aufwärmphase verzichten können. Anschließend muss der Adapter einmalig am Gerät kalibriert werden (so dass das Adapterkabel zum zentralen Monitor passt). Sind Adapterkabel und Gerät fest verbaut (wie in den meisten transportablen Geräten üblich) entfällt diese Kalibrierung. Anschließend ist eine Sensorkalibrierung nötig. Diese misst die IR-Lichtstreuung der Messkammer ohne CO$_2$ (Nullwert). Anschließend kann der Adapter eingesetzt werden. Beim Nebenstromprinzip entfallen diese beiden Kalibrierungsschritte, da die eigentliche Messung im Gerät und nicht direkt am Tubus durchgeführt wird.

12.1.5 Interpretation

Bei der Interpretation des Signals sind einige technische und (patho-)physiologische Aspekte zu beachten: Zunächst soll die normale kontinuierliche Kurve der CO$_2$-Messung beschrieben werden (vgl. Abb. 62) Der Kurvenverlauf lässt sich in 4 Phasen (0–3) einteilen: Zunächst die Inspiration als erste Phase, hier fällt die gemessene CO$_2$-Konzentration rasch ab (physiologischer Gehalt der Atemluft 0,03 %, das entspricht ca. 0,023 mmHg). Zu Beginn der Exspiration (Phase 1) wird zunächst der Totraum exhaliert (Tracheal und Bronchialsystem), in der zweiten Phase dann ein Gemisch aus Alveolarluft und Totraum (Phase 2) bis schließlich das alveolare Plateau erreicht wird (Phase 3), in der nur noch alveoläre Luft ausgeatmet wird.

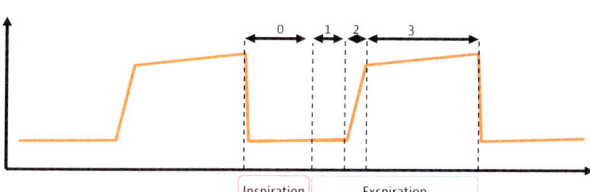

Abb. 62 Physiologische Phasen der tidalen CO_2-Messung (orange Messkurve des tidalen CO_2):
Phase 0: Inspiration
Phase 1: Anatomischer Totraum
Phase 2: Mischung von Totraum und Alveolargas
Phase 3: Alveolares Plateau

Wie oben erwähnt, gibt die tidale CO_2-Kurve Hinweise auf eine ganze Reihe von (**patho-**)**physiologischen Veränderungen**, hier sollen exemplarisch einige wesentliche Zustände/Probleme aufgezeigt werden:

Zunächst entscheidend ist die **Erkennung der Fehlintubation in den Ösophagus**: Je nach Vortherapie/Nahrungsaufnahme ist hier die CO_2-Kurve entweder bereits initial nahezu horizontal oder verliert innerhalb weniger Atemzüge deutlich an Höhe, bis die Nulllinie erreicht ist. Dies kann als sicherer Hinweis auf eine ösophageale Intubation gelten (s. Abb. 63).

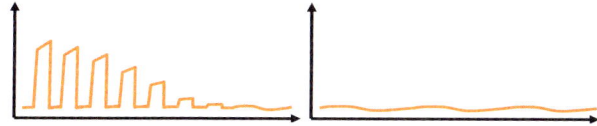

Abb. 63 CO_2-Kurve bei ösophagealer Intubation: Links: bei noch geringem Rest-CO_2-Gehalt des Magens (lange Maskenbeatmung, CO_2-Produktion z. B. durch kohlensäurehaltige Getränke) fällt die Kurve innerhalb weniger Atemzüge auf 0 ab, in der Regel ist die Kurve jedoch bereits von der ersten Beatmung an um 0 ondulierend (rechtes Beispiel).

Weitere klinisch wichtige Kurvenveränderungen sind die **Erhöhung/Erniedrigung des etCO$_2$** bei **Erhöhung/Erniedrigung des HZV**, dies kann beim Kreislaufstillstand zur nahezu völligen Abflachung der CO_2-Kurve führen (durch fehlenden Kreislauf wird kein CO_2 aus der Peripherie in die Lungen transportiert!).

 Daher ist auch die Kapnometrie beim Kreislaufstillstand nur mit Einschränkungen als sicheres Intubationszeichen zu werten.

Veränderungen am Ende der Exspiration (kleine Peaks oder Eindellungen in der Kurve; vgl. Abb. 64) sind häufig auf Brüche in der Seitenleitung bzw. auf

Gasdurchmischung durch nicht fest verbundene Teile zurückzuführen. Besondere Kurvenformen existieren noch bei ausgeprägten Seitendifferenzen der Lunge entweder durch eine Kyphoskoliose oder bei einseitiger Lungentransplantation bzw. Bilobektomie. Hier ist die Exspiration zweigeteilt, was sich am CO_2-Fluss darstellen lässt, in ausgeprägter Form erscheint dies auch bei einseitiger Intubation, die sich im Kapnogramm als zweigipflige Kurve darstellt (vgl. Abb. 65).

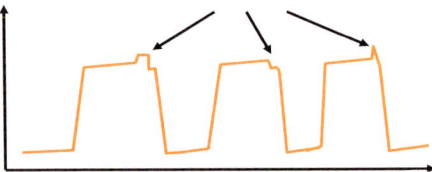

Abb. 64 Veränderungen der Kurve am Ende der Exspiration (Pfeile) weisen auf Undichtigkeiten in der Messkammer hin, z. B. durch Bruch, nicht feste Konnektion etc

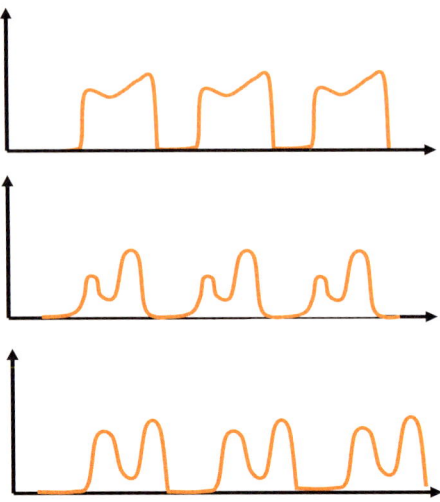

Abb. 65 Besondere CO_2-Kurven bei Lungentransplantation (ganz oben), schwerer Kyphoskoliose (Mitte) und sehr tiefe Intubation in den rechten Hauptbronchus (ganz unten)

12.1.6 Fehler

Eigentliche Fehler in der Anwendung der Kapnometrie sind nicht möglich, dennoch können technische Probleme in der **Kalibrierung** mancher Geräte die Anwendung sehr verzögern. So kann die Erwärmung der IR-Quelle bis zum Erhalt eines stabilen Signals mehrere Minuten dauern, außerdem arbeiten nicht alle Sensoren mit allen Messkammern optimal zusammen. Ein Nullabgleich ist daher nicht immer möglich, so dass nur die Kurven angezeigt werden. Alle weiteren Auffälligkeiten resultieren häufig aus pathophysiologischen Zusammenhängen oder technischen Problemen mit der Beatmung (nicht mit der Kapnometrie), so dass hier nicht auf alles im Einzelnen eingegangen werden kann.

Relevante Literatur

Evaluation

W. G. van, Some clinical applications of capnography. Am J Med Electron, 1962. 1: p. 199–207.

Y. Kasuya, O. Akca, D. I. Sessler, M. Ozaki, R. Komatsu, Accuracy of Postoperative End-tidal Pco_2 Measurements with Mainstream and Sidestream Capnography in Non-obese Patients and in Obese Patients with and without Obstructive Sleep Apnea. Anesthesiology, 2009.

D. J. Sakata, I. Matsubara, N. A. Gopalakrishnan, D. R. Westenskow, J. L. White, S. Yamamori, T. D. Egan, N. L. Pace, Flow-through versus sidestream capnometry for detection of end tidal carbon dioxide in the sedated patient. J Clin Monit Comput, 2009. 23(2): p. 115–22.

H. Vaghadia, L. C. Jenkins, R. W. Ford, Comparison of end-tidal carbon dioxide, oxygen saturation and clinical signs for the detection of oesophageal intubation. Can J Anaesth, 1989. 36(5): p. 560–4.

Besondere Anwendungsbeispiele/Analyse der Kapnographiekurve

T. A. Howe, K. Jaalam, R. Ahmad, C. K. Sheng, N. H. Nik Ab Rahman, The use of end-tidal capnography to monitor non-intubated patients presenting with acute exacerbation of asthma in the emergency department. J Emerg Med, 2009.

S. Hussain, D. T. Raphael, Analysis of a straight-line capnographic waveform. Anesth Analg, 1997. 85(2): p. 465.

P. Meyer, M. Henry, E. Maury, J. L. Baudel, B. Guidet, G. Offenstadt, Colorimetric capnography to ensure correct nasogastric tube position. J Crit Care, 2009. 24(2): p. 231–5.

M. A. Qadeer, J. J. Vargo, J. A. Dumot, R. Lopez, P. A. Irolli, T. Stevens, M. A. Parsi, M. R. Sanaka, G. Zuccaro, Capnographic monitoring of respiratory activity improves safety of sedation for endoscopic cholangiopancreatography and ultrasonography. Gastroenterology, 2009. 136(5): p. 1568–76; quiz 1819–20.

R. D. White, B. R. Asplin, Out-of-hospital quantitative monitoring of end-tidal carbon dioxide pressure during CPR. Ann Emerg Med, 1994. 23(1): p. 25–30.

Relevante Website

http://www.capnography.com/ letzter Zugriff 04/2010, komplettes Lehrbuch nur über die Kapnometrie mit multiplen animierten Kurvenverläufen.

12.2 Die elektrische Impedanztomographie des Thorax (EIT)

Indikation	Verlaufsbeurteilung der Beatmung: welche Areale sind ventiliert
Bewertung	Nichtinvasives, kontinuierliches Messverfahren. Da bettseitig nutzbar potentieller Ersatz für einen Teil der radiologischen Diagnostik.
Messtechnik	Durch multiple Impedanzmessungen rund um den Thorax werden zweidimensionale Bilder des Thoraxquerschnittes erzeugt
Durchführung	Dem Patienten wird ein thorakaler Elektrodengürtel angelegt, der mit einem EIT Gerät verbunden wird.
Interpretation	Beurteilung der Gleichmäßigkeit der Ventilation und Bewertung von Änderungen des end-expiratorischen Lungenvolumens infolge therapeutischer Maßnahmen. Beurteilung des optimalen PEEP, der Atelektasen/Ergussbildung durch direkte Visualisierung der ventilierten Areale.
Fehler	Bewegungsartefakte, kardiale Artefakte; Fehlpositionierung der Elektroden (s. Kap. II 12.2.5)

12.2.1 Indikation

Die elektrische Impedanztomographie wird routinemäßig noch nicht eingesetzt, somit lässt sich die Indikationsstellung für dieses Monitorverfahren noch nicht abschließend beurteilen. Die bisherigen Veröffentlichungen zeigen jedoch das Potential dieser Technik in der bettseitigen Darstellung der Lungenventilation und Änderungen des end-expiratorischen Lungenvolumens, „breath-by-breath" ohne Röntgenstrahlen. Damit werden die Auswirkungen therapeutischer Maßnahmen, z.B. die Anpassung von Beatmungseinstellungen, direkt visualisierbar. Dies würde den Einsatz bei allen schweren Lungenerkrankungen mit und ohne Beatmung zur Therapiekontrolle sinnvoll erscheinen lassen.

12.2.2 Bewertung

Sehr vielversprechende Technik, eine abschließende Wertung ist noch nicht möglich.

12.2.3 Messtechnik

Zur Durchführung von EIT Messungen wird ein Wechselstrom mit einer bekannten Stromstärke "I1" an ein Elektrodenpaar angelegt und die resultierenden Oberflächenpotentiale "Vn" an den übrigen 13 Elektrodenpaaren gemessen. Anschließend wird das benachbarte Elektrodenpaar für die nächste Strominjektion verwendet und 13 weitere Spannungsmessungen werden durchgeführt. Die Position der injizierenden und messenden Elektrodenpaare rotiert sukzessiv um den gesamten Thorax. Eine vollständige Rotation ergibt 16 Spannungsprofile, von denen jedes aus 13 Spannungsmessungen besteht. Die resultierenden 208 Werte werden dann zur Rekonstruktion eines einzelnen Querschnittsbildes verwendet.

Die gemessenen Spannungen sind abhängig von der Bioimpedanz des Körpergewebes zwischen den injizierenden und den messenden Elektrodenpaaren. Die Impedanz des Lungengewebes verändert sich mit dem Luftgehalt. Aus diesem Grund führen sowohl die Ventilation als auch Änderungen des end-exspiratorischen Lungenvolumens zu Änderungen der an der Körperoberfläche gemessenen Spannungen.

Die bislang entwickelten EIT Systeme führen funktionale EIT Messungen (f-EIT) durch, d. h., die Geräte stellen relative Impedanzänderungen infolge der Lungenfunktion dar. Hierdurch werden alle anderen Faktoren, die die absolute Impedanz beeinflussen könnten, eliminiert und die regional aufgelöste Darstellung der Lungenfunktion über längere Zeiträume ermöglicht.

12.2.4 Durchführung

Zur Durchführung der Messung werden multiple Elektroden equidistant auf den Oberkörper geklebt und die verschiedenen Impedanzen durch Anlegen eines Stromes an die verschiedenen Elektroden bestimmt (s. Abb. 66). Dann wird ein farbkodiertes Bild der regionalen Ventilation erzeugt. Je nach Rechenkapazität und Anzahl der Elektroden ist eine kontinuierliche Darstellung möglich (s. Abb. 66).

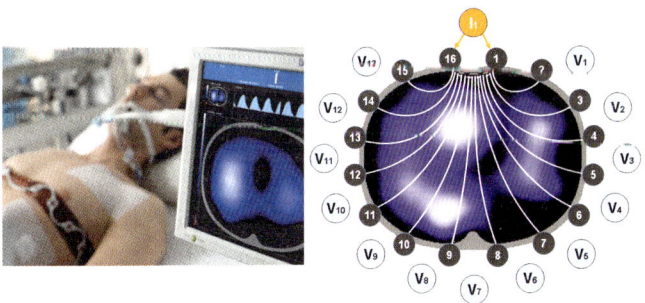

Abb. 66   Elektrische Impedanztomographie des Thorax, EIT (mit freundlicher Genehmigung der Draeger Medical AG & Co. KG)

12.2.5 Interpretation und Fehler

Über die Interpretation und die potentiellen technischen Fehlermöglichkeiten kann noch nicht abschließend geurteilt werden. Denkbar sind Bewegungsartefakte und kardiale Artefakte sowie Messfehler, wenn der Elektrodengürtel zu tief angelegt wird und bereits abdominale Regionen während der Inspiration in die Elektrodenebene gelangen.

Relevante Literatur

Übersichten über die Grundlagen
und die Anwendungsmöglichkeiten der elektrischen Impedanztomographie

M. Bodenstein, M. David, K. Markstaller, Principles of electrical impedance tomography and its clinical application. Critical Care Medicine, 2009. 37(2): p. 713–724

E. L. Costa, R. G. Lima, M. B. Amato, Electrical impedance tomography. Curr Opin Crit Care, 2009. 15(1): p. 18–24.

I. Frerichs, J. Hinz, P. Herrmann, G. Weisser, G. Hahn, T. Dudykevych, M. Quintel, G. Hellige, Detection of local lung air content by electrical impedance tomography compared with electron beam CT. J Appl Physiol, 2002. 93(2): p. 660–666.

J. Hinz, G. Hahn, M. Quintel. Elektrische Impedanztomographie. Reif für die klinische Routine bei beatmeten Patienten? Anaesthesist 2008. 57:61–69

J. A. Victorino, J. B. Borges, V. N. Okamoto, G. F. J. Matos, M. R. Tucci, M. P. R. Caramez, H. Tanaka, F. S. Sipmann, D. C. B. Santos, C. S. V. Barbas, C. R. R. Carvalho, M. B. P. Amato, Imbalances in Regional Lung Ventilation: A Validation Study on Electrical Impedance Tomography. Am. J. Respir. Crit. Care Med., 2004. 169(7): p. 791–800.

12.3 Indirekte Kalorimetrie

Indikation	Optimierung der Ernährung, insbesondere bei Trauma, großen chirurgischen Eingriffen und Indikation zur teil oder vollparenteralen Ernährung
Bewertung	Nichtinvasives Messverfahren, bei beatmeten Patienten sinnvoller Einsatz möglich
Messtechnik	Bestimmung von Tidalvolumina, in- und exspiratorischer O_2 und CO_2-Gehalt und somit Berechnung des Gesamtenergieverbrauches
Durchführung	Die Durchführung ist sehr geräteabhängig, daher ist hier keine Kurzzusammenfassung möglich.
Interpretation	Es werden der Gesamtenergieverbrauch berechnet und angezeigt, daran wird die Kalorienmenge der Ernährung angepasst.
Fehler	Regelmäßige Kalibrierung von O_2 und CO_2-Sonden, keine Verneblung während der Messung durchführen!

12.3.1 Indikation

Die Indikation zur indirekten Kalorimetrie in der Intensivmedizin wird nur sehr selten gestellt. Sie ist bei **extremen Ernährungssituationen** anzuwenden (Anorexia nervosa-Patienten, Kurzdarmsyndrom mit langdauernder parenteralen Ernährung, Adipositas per magna mit schwieriger weaning-Situation etc.).

12.3.2 Bewertung

Die Methode ist technisch zwar wenig aufwendig, da sich jedoch der Kalorienverbrauch in der Regel auch klinisch gut abschätzen lässt, ergibt sich selten die Indikation zur tatsächlichen Messung. Daher ist dieses Monitoringverfahren in der Regel auf Studien bzw. besondere Situationen begrenzt.

12.3.3 Messtechnik

> Die indirekte Kaloriemetrie gibt den aktuellen Energieverbrauch an: Grundlage hierfür ist, dass O_2 und CO_2 im Körper nicht gespeichert werden, so dass deren Messung immer den aktuellen Energieverbrauch widerspiegelt.

In modernen Beatmungsgeräten (z. B. Engström Carestation® der Fa GE) kann heute die Messung der exspiratorischen CO_2-Menge in aller Regel vorausgesetzt werden. Kann zusätzlich die Messung des exspiratorischen O_2 nachgerüstet bzw. ergänzt werden, so sind die entscheidenden Voraussetzungen für die indirekte Kalometrie, also den Energieverbrauch vorhanden:

- inspiratorisches Sauerstoffvolumen
- exspiratorisches Sauerstoffvolumen
- exspiratorisches Kohlendioxidvolumen

Grundlage der indirekten Kalometrie (wobei nie tatsächlich Wärme gemessen wird) ist, dass sämtliche (dauerhafte) Energiegewinnung im Körper zu einem Verbrauch von Sauerstoff, einer Produktion von Kohlendioxid und einer Reduktion von Stickstoff führt.

Das Ziel ist die Berechnung des gesamten täglichen Energieverbrauches und ggf. die Aufteilung dieses Energieverbrauches auf verschiedene Energiespender, Kohlenhydrate, Fette und Eiweiße, um diese dann adäquat zuführen zu können.

Technische Lösungen wurden natürlich auch für den nicht beatmeten ambulanten Patienten entwickelt, hier sind jedoch einige weitere Annäherungen zu treffen, die bei der indirekten Kalorimetrie auf der Intensivstation mit maschineller Beatmung wegfallen.

Die zur **Berechnung des Energieverbrauches** verwendete Formel wurde 1949 von Weir (Weir 1949) entwickelt und publiziert:

Der Energieverbrauch (EE) in Ruhe beträgt:

$$EE\left[\frac{kcal}{d}\right] = \left[(\Delta VO_2 \times 3{,}941) + (\Delta VCO_2 \times 1{,}11) + (uN_2 \times 2{,}17)\right] \times 1440$$

Dabei ist:

ΔVO_2 : Sauerstoffverbrauch pro Minute

ΔVCO_2 : Kohlendioxidverbrauch pro Minute

ΔuN_2 : Stickstoffausscheidung im Urin pro Minute

Es folgt daher zunächst die Bestimmung des ΔVO_2

$$\Delta VO_2 = V_i \times FiO_2 - V_e \times FeO_2$$

V_i [l/min] (Inspiratorisches Minutenvolumen), V_e [l/min] (Exspiratorisches Minutenvolumen), FiO_2 (inspiratorischer Sauerstoffanteil) und FeO_2 (exspiratorischer Sauerstoffanteil) werden direkt im Respirator gemessen.

Die Bestimmung des ΔVCO_2 :

$$\Delta VCO_2 = V_e \times FeCO_2$$

Da der CO_2-Gehalt in der Regel kapnographisch bestimmt wird, erfolgt noch die Umrechnung des bestimmten Partialdruckes in die $FeCO_2$:

$$FeCO_2 = \frac{etCO_2\ [mmHg]}{(Luftdruck - 47)\ [mmHg]}$$

Die Konstante 47 mmHg ist der Wasserpartialdruck in 100 % feucht-gesättigter Luft, welche in der Ausatemluft vorherrscht.

Die Bestimmung der ΔuN_2 im Urin kann durchgeführt werden, vernachlässigt man diese Größe, so ist mit einem Fehler von ca. 5 % zu rechnen, so dass diese Größe in der Gesamtgleichung häufig weggelassen wird.

Somit kann die indirekte Kalorimetrie den Energieverbrauch des Patienten kontinuierlich bestimmen, subsumieren und hochrechnen.

Die Bestimmung des Bedarfs der einzelnen Nahrungsbestandteile kann dann wie folgt durchgeführt werden:

$$E_{Verbrauch\ Kohlenhydrate}\left[\frac{kcal}{d}\right] = \left[(4{,}12 \times VCO_2) - (2{,}91 \times VO_2) - (2{,}24 \times uN_2)\right] \times 1440$$

$$E_{Verbrauch\ Fett}\left[\frac{kcal}{d}\right] = \left[(1{,}81 \times (VO_2 - VCO_2) - (1{,}68 \times uN_2)\right] \times 1440$$

$$E_{Verbrauch\ Protein}\left[\frac{kcal}{d}\right] = \left[(6{,}25 \times uN_2)\right] \times 1440$$

> *Alle Annahmen sind nur im Bereich FiO$_2$ ≤ 0,6 gültig, da nur hier der Anteil an Stickstoff, der ebenfalls ins Blut übertritt, bei In- und Exspiration nahezu gleich ist.*

12.3.4 Durchführung, Interpretation und Fehler

Die Durchführung der Messung ist sehr geräteabhängig, so dass keine spezielle Vorgehensweise beschrieben werden kann. Es sollte jedoch vor jeder Messung bzw. bei kontinuierlicher Messung auf eine gleichmäßige Beatmung geachtet werden, es dürfen keine Gerätediskonnektionen und keine Absaugmanöver durchgeführt werden. Nach Änderung der Beatmungseinstellung sollten mindestens 15 Minuten Abstand zur nächsten Messung abgewartet werden. Zur technischen Fehlervermeidung sollte eine regelmäßige Kalibrierung des CO$_2$-Messmoduls erfolgen, ebenso wie die regelhafte Wartung der O$_2$-Sonden. Aktive Befeuchtung sowie die Vernebelung von Medikamenten stören ebenfalls die Messungen.

Die Interpretation der Werte bzw. des Wertes gibt einen Hinweis, ob das Angebot an Kalorien (enteral, parenteral) dem Bedarf entspricht.

Relevante Literatur

Grundlagen und Berechnungen

H. A. Haugen, L. N. Chan, F. Li, Indirect calorimetry: a practical guide for clinicians. Nutr Clin Pract, 2007. 22(4): p. 377–88.

E. E. da Rocha, V. G. Alves, R. B. da Fonseca, Indirect calorimetry: methodology, instruments and clinical application. Curr Opin Clin Nutr Metab Care, 2006. 9(3): p. 247–56.

J. B. Weir, New methods for calculating metabolic rate with special reference to protein metabolism. J Physiol, 1949. 109(1–2): p. 1–9.

Kritische Diskussion

S. A. McClave, C. J. McClain, H. L. Snider, Should indirect calorimetry be used as part of nutritional assessment? J Clin Gastroenterol, 2001. 33(1): p. 14–9.

J. A. Wooley, Indirect calorimetry: applications in practice. Respir Care Clin N Am, 2006. 12(4): p. 619–33.

13 Neuromonitoring

Neuromonitoring oder die Überwachung des Cerebrums ist auch heute nur rudimentär möglich. Die Komplexität des Gehirns maschinell zu überwachen scheitert weiterhin. Was aber möglich ist, ist die Bestimmung von Surrogatparametern wie dem intrakraniellen Druck und dem intrakraniellen Sauerstoffverbrauch (s. Kap. II 10.3). Die kontinuierliche EEG-Überwachung und der BIS-Monitor sowie die Mikrodialyse geben außerdem wichtige Hinweise auf regionale oder globale Funktionseinschränkungen des Gehirns, die potentiell beeinflussbar sind. Über die tatsächliche zerebrale Leistungs- und vor allem Regenerationsfähigkeit geben sie meist keine Auskunft.

13.1 Die intrakranielle Druckmessung (ICP)

Indikation	Erkrankung/Verletzung des Gehirns, die mit einem erhöhten ICP einhergehen kann, insbesondere SHT, ICB
Bewertung	Invasives Monitoring, spezielle neurochirurgische Intensivmedizin
Messtechnik	Es gibt zwei grundsätzlich unterschiedliche Messsysteme, die Ventrikeldrainage und die Drucksonde, die epidural, subdural und intraparenchymatös appliziert werden können.

Durchführung	Bei der Ventrikeldrainage ist auf die korrekte Lage des Druckabnehmers zu achten, bei den anderen Drucksonden gibt es nach der Anlage keine Einzelschritte zu beachten.
Interpretation	Ziel ist die Erhaltung des zerebralen Perfusionsdruckes von mehr als 60 mmHg
Fehler	Vor allem technisch bei der Anlage der Sonde und durch Manipulation am Druckabnehmer (Kabelbruch etc.)

13.1.1 Indikation

Die Indikation ist jeglicher Zustand, der mit einer intrakraniellen Druckerhöhung einhergeht, insbesondere Schädel-Hirn-Traumata (SHT) und intrakranielle Blutungen (ICB), die so schwerwiegend sind, dass eine Bewusstseinsstörung aufgetreten ist und damit eine Intubation nötig wurde. Kontrovers wird die Hirndruckmessung bei extrakraniellen Ursachen gesehen wie z. B. bei metabolischen Entgleisungen der hepatischen Enzephalopathie. Wichtigste Kontraindikation ist die schwere Blutungsdiathese.

13.1.2 Bewertung

Die intrakranielle Druckmessung stellt ein invasives Standardmonitoringverfahren der neurochirurgischen Intensivmedizin dar. Es kann nicht nur im OP, sondern auch bettseitig angelegt werden und ermöglicht die Bestimmung des zerebralen Perfusionsdruckes. Einzige Limitationen sind die Gefahr der Blutung bei der Anlage der Messsonde und die Empfindlichkeit mancher Messsonden bzgl. mechanischer Belastung.

13.1.3 Messtechnik

Die intrakranielle Druckmessung kann prinzipiell auf zwei Arten durchgeführt werden:
- durch die Anlage einer **Sonde in einen Ventrikel** (direkte Messung des Liquordruckes durch die offene Sonde), oder
- durch Platzierung einer **piezoelektrischen Drucksonde unter der Schädelkalotte** entweder epidural, subdural oder intraparenchymal (vgl. Abb. 67).

Die Ventrikelsonde wird direkt an einen Druckabnehmer angeschlossen, sie erlaubt nicht nur die kontinuierliche Druckmessung, sondern auch das kontrollierte Liquorablassen zur vorübergehenden Absenkung des Hirndruckes. Problematisch ist die Anlage bei deutlich verkleinerten Liquorräumen infolge eines bereits erhöhten Hirndruckes oder bei Mittellagenverschiebung bei schwerem Schädelhirntrauma. Außerdem ist das Risiko der Infektion im Vergleich zu anderen Sonden höher. Weiterhin stören Verklebungen, die durch intrazerebrale Blutungen oder auch bei der Sondenanlage auftreten können, die Messung des ICP und die Drainage des Liquors. Technisch weiterhin entscheidend für die korrekte Druckmessung ist die Platzierung des Druckabnehmers in Höhe des Ohres des Patienten.

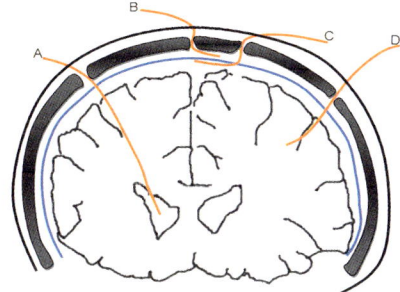

Abb. 67 Verschiedene ICP-Drucksonden und deren intrakranielle Lage:
A: intraventrikuläre Sonde
B: epidurale Sonde
C: subdurale Sonde
D: intrazerebrale Sonde

Bei der Ventrikeldrainage und der Druckmessung hierüber ist der Druckabnehmer in Höhe des äußeren Gehörganges zu platzieren. Bei den anderen Drucksonden gibt es keinen externen Druckabnehmer.

Die Drucksonden können epidural, subdural und intraparenchymal eingelegt werden. Vorteil der epiduralen Applikation ist die geringe Invasivität. Da die Dura nicht eröffnet wird, ist auch das Infektionsrisiko sehr gering. Nachteilig ist hier die etwas geringere Empfindlichkeit (die Dura muss sich erst wieder an die Schädelkalotte anlegen) und vor allem das Problem, dass es auch bei geringsten Blutungen im Rahmen der Sondenanlage zu Funktionsstörungen und Messungenauigkeiten kommen kann. Die intraparenchymatöse Sonde liefert die genauesten Messwerte, birgt aber durch Eröffnung der Dura und Einführen der Sonde in das Gehirn eine zusätzliche Infektions- und Verletzungsgefahr.

13.1.4 Durchführung

- Die Durchführung der Messung mit den normalen Drucksonden erfordert kein technisches Eingreifen.
- Nach Anlage der Sonde (in der Regel durch die **neurochirurgischen Kollegen**, diese führen auch die einmalige initiale Kalibrierung durch) kann der intrazerebrale Druck direkt abgelesen werden.
- In der Regel wird dieser auch elektronisch an das zentrale Monitoring zur Berechnung des zerebralen Perfusionsdruckes weitergegeben.

> **Bei den Ventrikeldrainagen muss regelmäßig eine Nullpunktkalibrierung durchgeführt werden (alle 12 h) und außerdem die Lage des Druckabnehmers, sowie die Durchgängigkeit der Drainage geprüft werden.**

Des Weiteren gibt es keine Besonderheiten bei der Durchführung der Druckmessung.

13.1.5 Interpretation

Ein intrazerebraler Druck von > 20 mmHg wird als intrakranieller Hochdruck (ICH) bezeichnet. Ist dieser von längerer Dauer (> 30 min) oder ist der Druck sehr hoch (> 40 mmHg) sind schwere Folgeschäden allein aufgrund dieser Drücke und der damit verbundenen Schädigung des Hirnparenchyms zu erwarten. Weiterhin entscheidend ist der **zerebrale Perfusionsdruck (CPP)**:

CPP = MAP – ICP

MAP: mittlerer arterieller Blutdruck

ICP: Intrakranieller Druck

Dieser sollte in der Regel höher als 60 mmHg sein. Somit ist es das Ziel zum einen den mittleren arteriellen Blutdruck adäquat zu steuern (durch ausreichende Flüssigkeitsgabe und ggf. Katecholamintherapie) und zum anderen den Hirndruck zu begrenzen. Die therapeutischen Möglichkeiten reichen von geringer Hyperventilation über den Einsatz osmotisch wirksamer Medikamente (Mannitol und hyperosmolarer Kochsalzlösung), Liquordrainage bis hin zur Vertiefung der Sedierung (inklusive Barbituratnarkose) und schließlich der Dekompressionskraniotomie.

Ziel ist die Senkung des ICP auf Werte kleiner 20 mmHg und Erhaltung eines zerebralen Perfusionsdruckes von mehr als 60 mmHg.

13.1.6 Fehler

Fehlmessungen kommen relativ häufig vor. So ist bei den Drucksonden **kein externer Nullabgleich möglich**, so dass hier auch keine externe Evaluation des Druckwertes mehr erfolgen kann. Gerade die sub- und epidural platzierten Sonden sind hier fehleranfällig. Über die Ventrikeldrainagen und deren Fehlermöglichkeiten wurde oben berichtet.

Relevante Literatur

E. Rickels, Monitoring des Hirndrucks. Indikation, Limitierungen, Praxis. Anaesthesist, 2009. 58(4): p. 398–404.

F. Rincon, S. A. Mayer, Clinical review: Critical care management of spontaneous intracerebral hemorrhage. Crit Care, 2008. 12(6): p. 237.

G. T. Tindall, G. A. Meyer, K. Iwata, Current methods for monitoring patients with head injury. Clin Neurosurg, 1972. 19: p. 98–120.

J. L. Vincent, J. Berre, Primer on medical management of severe brain injury. Crit Care Med, 2005. 33(6): p. 1392–9.

13.2 Die transjuguläre Sauerstoffmessung (Bulbuskatheter)

Diese Technik wird in Kapitel II 10.3 (Sättigungsmessung im jugulären Bulbus – jugularvenöse Oximetrie, $SjvO_2$) ausführlich erläutert.

13.3 Der Bispektralindex (BIS)

Indikation	Messung der Anästhesietiefe intraoperativ und auf der Intensivstation
Bewertung	Kein Standardmonitoring auf der Intensivstation, scheint bei Risikopatienten intraoperativ die Sedierung besser steuerbar zu machen. Großer Nachteil. Exakte Art der Berechnung des BIS ist nicht veröffentlicht.
Messtechnik	Elektrode wird frontal auf Stirnhöhe angebracht und misst die EEG-und EMG Potentiale in diesem Bereich.
Durchführung	Einfaches Aufkleben der Elektroden, Funktionstest durch den Monitor
Interpretation	Ablesen der BIS-Zahl, angestrebt in der Anästhesie ist ein BIS zwischen 45–60
Fehler	Insbesondere Medikamente und Artefakte engen die Nutzungsmöglichkeiten ein. Hier sind die Wechselwirkungen mannigfaltig. Insbesondere ist bei zerebralem Anfallsleiden ein BIS-Monitoring nicht möglich.

13.3.1 Indikation

Messung der Sedierungstiefe und Grad der Anästhesie, vor allem im OP jedoch auch auf der Intensivstation. Besonders günstig scheint die Anwendung bei Kindern zu sein, ebenso wie bei Patienten, die eine geringere Anästhesietiefe aufgrund von möglichen Nebenwirkungen bei bestimmten Vorerkrankungen benötigen.

Es gibt keine Kontraindikationen.

13.3.2 Bewertung

Der BIS ist seit Einführung vor über 10 Jahren sicherlich ausreichend evaluiert worden. Er scheint im intraoperativen Bereich gerade bei Kindern und im Risikoanästhesiebereich, in dem eine geringere Sedierungstiefe gewünscht wird, eine Berechtigung zu haben. Ausgesprochen kritisch muss die fehlende Offenlegung der genauen Kalkulation des BIS beurteilt werden, somit lassen sich keine eindeutigen Belege für die Wirksamkeit und Funktionsweise zeigen.

13.3.3 Messtechnik

Mittels einer frontal oberhalb der Augenbraue bis zur Seite aufgeklebten Elektrode werden ein frontales und seitliches EEG sowie ein EMG der Augenmuskeln abgeleitet. Hieraus werden drei relevante Anteile bestimmt:

- Die sog. „Burst-suppression ratio": eine Zeitspanne in tiefer Anästhesie, bei der es zu einer nahezu vollständigen Suppression der elektrischen Aktivität kommt. Diese wird ins Verhältnis gesetzt mit Phasen geringerer Aktivität (vor allem bei tiefer Anästhesie).
- Das relative Verhältnis von alpha- zu beta- Wellen im EEG. Alpha-Wellen sind niedrig frequente Wellen mit ca. 8–13 Hz, beta-Wellen erreichen bis zu 30 Hz (bei nur leichter Sedierung erhöht).
- Die sog. Bikohärenz des EEG: Phasenkopplung zwischen einzelnen Wellen, je besser das einzelne Signal und je höher die Kopplung, desto tiefer ist die Anästhesie.

Diese Anteile wurden in einem Vergleichskollektiv gemessen und die einzelnen Parameter mittels einer Regressionsanalyse so titriert, dass eine Skala von 0 bis 100 erzeugt wurde. Mit diesem Vergleichskollektiv werden die aktuell gemessenen Werte verglichen und hiermit eine einzelne Zahl (der Index) angegeben.

13.3.4 Durchführung

Die Durchführung der Messung ist einfach:

- Nach Anschalten des Monitors werden die Einmalelektroden an der rechten Stirnseite nach Herstellerangaben mit leichtem Druck aufgeklebt.
- Nach Verbinden der Elektroden mit dem Monitor führt dieser eine automatische Kontrolle der primären Signalqualität durch, anschließend erfolgt die Berechnung und Anzeige des BIS.

13.3.5 Interpretation

Die Interpretation folgt dem kontinuierlichen Verlauf der BIS-Werte bei Beginn der Anästhesie. Prinzipiell wird ein BIS-Wert zwischen 45 und 60 angestrebt (vgl. auch Tab. 29). Wichtig ist, dass aufgrund der unten genannten Limitationen ein alleiniges Monitoring des BIS zur Beurteilung einer Analgosedierung nicht ausreichend ist, sondern dass immer eine Kombination aus klinischen und monitorgestützten Parametern zur Beurteilung der Narkosetiefe herangezogen werden sollte.

Tab. 29 Orientierende Interpretation der BIS-Werte

BIS-Wert	klinische Interpretation
100	wacher Patient
80	leichte bis mittlere Sedierung, erweckbar auf Zuruf oder leichtes Schütteln, kann z. T. einfache Kommandos befolgen
60	generelle Anästhesie mit ▪ geringer Wahrscheinlichkeit der Erinnerung ▪ keiner Reaktion auf Ansprache
40	tiefer hypnotischer Zustand
20	„Burst suppression"-EEG
0	Nulllinien-EEG

13.3.6 Fehler

Relevante Fehler und Einschränkungen des Systems sind folgende:

Bei sehr **unruhigem Patienten** kommt es zu häufigen Artefakten, dies ist vor allem in der Intensivmedizin häufiger der Fall.

Nichtdepolarisierende Muskelrelaxantien haben einen dämpfenden Effekt auf den BIS. Bei allen **elektrischen Geräten**, die in der Nähe betrieben werden (Elektrokauter, Herzschrittmacher, chirurgische Navigationssysteme) sind Artefakte beschrieben, die die Messung zumindest beeinträchtigen können.

In besonderen klinischen Situationen (ausgeprägte Hypotonie, Kreislaufstillstand, Hypothermie und Hypoglykämie) kann der BIS **falsche Werte** anzeigen, die nicht mehr mit der Tiefe der Sedierung korrelieren.

Zerebrale autonome Aktivitäten (epileptische Anfälle, Status epilepticus etc) sind **nicht** mit dem BIS-Monitoring zu erfassen bzw. stören die Signalgewinnung.

Bei bestimmten Medikamenten kann der BIS **falsch erhöht** sein (Ketamin, Etomidate, Halothan, Isofluran in höherer Dosierung mit paradoxer Reaktion).

Relevante Literatur

Website des Herstellers mit Online-Video zur Handhabung

http://www.biseducation.com/BISmonitoring.aspx (zuletzt besucht 10.04.2010)

Grundlegende Einführung/Evaluation

C. De Deyne, M. Struys, J. Decruyenaere, J. Creupelandt, E. Hoste, F. Colardyn, Use of continuous bispectral EEG monitoring to assess depth of sedation in ICU patients. Intensive Care Med, 1998. 24(12): p. 1294–8.

L. E. Simmons, R. R. Riker, B. S. Prato, G. L. Fraser, Assessing sedation during intensive care unit mechanical ventilation with the Bispectral Index and the Sedation-Agitation Scale. Crit Care Med, 1999. 27(8): p. 1499–504.

B. Thogersen, H. Ording, Bispectral index monitoring: comparison of two types of electrode. Anaesthesia, 2000. 55(3): p. 242–6.

BIS in besonderen Situationen

A. A. Dahaba, H. C. Worm, S. M. Zhu, F. P. Bao, A. Salah, S. Zakaria, H. Bornemann, V. Stadlbauer, P. H. P. Rehak, H. Metzler, R. E. Stauber, Sensitivity and specificity of bispectral index for classification of overt hepatic encephalopathy. A multicentre, observer-blinded, validation study. Gut, 2007.

M. Donaldson, J. H. Goodchild, Recent advances in physiologic monitoring for in-office enteral sedation: co-pulse oximetry and bispectral index monitoring. Dent Implantol Update, 2009. 20(4): p. 25–32.

D. Frenzel, C. A. Greim, C. Sommer, K. Bauerle, N. Roewer, Is the bispectral index appropriate for monitoring the sedation level of mechanically ventilated surgical ICU patients? Intensive Care Med, 2002. 28(2): p. 178–83.

D. M. Olson, S. M. Thoyre, E. D. Peterson, C. Graffagnino, A randomized evaluation of bispectral index-augmented sedation assessment in neurological patients. Neurocrit Care, 2009. 11(1): p. 20–7.

13.4 Kontinuierliche EEG-Überwachung

Indikation	Bei allen konvulsiven und nicht-konvulsiven Anfällen, bei abnormen Bewegungen und bei tiefer Sedierung
Bewertung	Langsame Lernkurve, speziellen Indikationen vorbehalten
Messtechnik	Je nach Fabrikat werden bis zu 12 Elektroden kontinuierlich abgeleitet und die Kurven gespeichert.
Durchführung	Einfache Durchführung, Patient muss jedoch ruhig liegen
Interpretation	Insbesondere wird die Variabilität der alpha-Wellen neben anderen Parametern beurteilt
Fehler	Technisch (Gerät erkennt korrekte Lage der Elektroden nicht, Lösen der Elektroden), vor allem jedoch Unterschied Artefakt vs. Ereignis oft schwierig

13.4.1 Vorbemerkung

Zum kontinuierlichen EEG-Monitoring sei angemerkt, dass es sich hier um ein Messverfahren handelt, welches hauptsächlich in der neurologischen/neurochirurgischen Intensivmedizin Anwendung findet. Es ist kein generelles Monitoring.

13.4.2 Indikation

Die kontinuierliche EEG-Überwachung ist in der neurologischen Intensivmedizin bei allen Patienten mit rezidivierenden epileptischen fokalen oder generalisierten Anfällen indiziert. Auch bei unklaren abnormen Bewegungen der Extremitäten, Augen oder Gesichtsmuskulatur ist eine EEG-Aufzeichnung ratsam. Weiterhin ist die tiefe (Barbiturat-)Narkose ein Anwendungsbereich zur Beurteilung der Burst-Suppression.

13.4.3 Bewertung

Das deutlich häufiger angewandte diskontinuierliche EEG wird in der Intensivmedizin als Parameter der Hirnschädigung und zur Prognoseabschätzung gemeinsam mit weiteren Parametern sehr häufig eingesetzt. Demgegenüber hat das kontinuierliche EEG (cEEG) den Schwerpunkt in der Detektion typischer EEG-Veränderungen beim komplexen Anfallsleiden. Es ist daher kein Standardmonitoring, sondern bleibt spezifischen Patientengruppen bei ausgewählten Erkrankungen vorbehalten.

13.4.4 Messtechnik

Die technische Realisierung ist relativ einfach, es werden eine definierte Anzahl von Elektroden am Kopf befestigt (in der Regel 8 Elektroden im Gegensatz zu mehr als 20 Elektroden beim diskontinuierlichen EEG). Die angeschlossenen Monitore zeigen den ausreichenden Kontakt der Elektrode mit der Haut an. Somit wird die korrekte Datenübertragung im technischen Sinne gewährleistet.

13.4.5 Durchführung

Bei der Durchführung sind wenige Besonderheiten zu beachten:

- Der Patient sollte sehr ruhig liegen, der Kopf nicht bewegt werden, um Artefakte zu vermeiden.
- Ist nicht die Tiefe der Sedierung die Indikation, sondern die Erfassung epileptiformer Zustände, so sollte auf bestimmte Sedativa wegen der potentiellen Signalstörung verzichtet werden.

13.4.6 Interpretation

Die Hauptbeurteilungskriterien werden in Tabelle 30 zusammengefasst.

Tab. 30 Die beiden Hauptbeurteilungskriterien des EEG

Fragestellung	Normalbereich	Pathologische Hinweise
Hirnaktivität	Alpha/Delta- Wellen Verhältnis < 50 %	Veränderung des Alpha- zu Delta-Wellen Verhältnisses
Epileptiforme Entladungen	Keine epileptiformen Entladungen, Reaktivität bezüglich äußerer Stimuli	Epileptiforme Entladungen, Status epilepticus, keine Reaktivität bei äußeren Stimuli

Hirnaktivität wird primär in der Zusammensetzung der beiden Wellentypen alpha und delta beurteilt, eine Übersicht über die vier Grundtypen findet sich in Abbildung 68, ebenso wie die vier häufigsten pathologischen Grundveränderungen: Spikes, Spike-Waves, Poly-Spikes und Sharp-Waves.

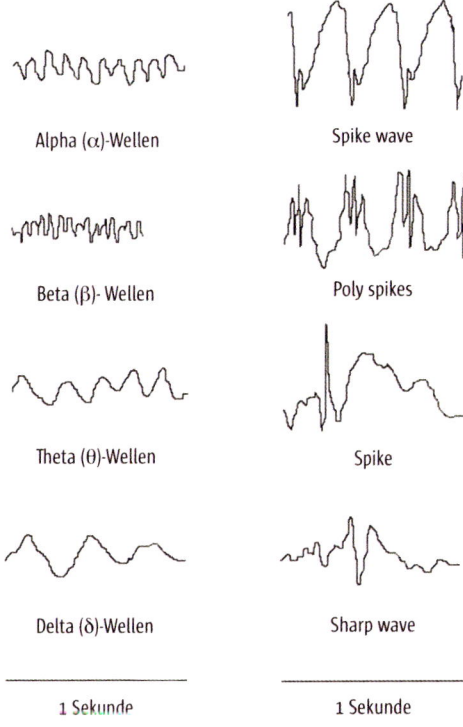

Alpha (α)-Wellen	Spike wave
Beta (β)-Wellen	Poly spikes
Theta (θ)-Wellen	Spike
Delta (δ)-Wellen	Sharp wave
1 Sekunde	1 Sekunde

Abb. 68 Die vier Grundtypen der EEG-Kurven (links) und die vier wichtigsten pathologischen EEG-Merkmale (rechts)

Die Interpretation des kontinuierlichen EEG's erfordert viel Erfahrung und ist nicht immer eindeutig. Im Zweifel sollte immer ein reguläres (diskontinuierliches) EEG ergänzt werden, um durch die höhere Elektrodendichte und standardisierte Beobachtung/Aufzeichnung eine bessere Basis zur Diagnosefindung zu haben.

13.4.7 Fehler

Neben technischen Fehlern und **Artefakten** (insbesondere Bewegungs- und Kabelbruchfehlern) sind vor allem Interpretationsfehler nicht selten.

Da bei der kontinuierlichen EEG-Aufzeichnung (im Gegensatz zur diskontinuierlichen) der Patient nicht durchgehend klinisch beobachtet wird, ist häufig in der Rückschau **keine eindeutige Diskriminierung** zwischen realer epileptiformer Aktivität und Artefakt möglich. Dies gilt insbesondere beim Einsatz auf der Intensivstation.

Relevante Literatur

Übersichten

D. Friedman, J. Claassen, L. J. Hirsch, Continuous electroencephalogram monitoring in the intensive care unit. Anesth Analg, 2009. 109(2): p. 506–23.

M. Nuwer, Assessment of digital EEG, quantitative EEG, and EEG brain mapping: report of the American Academy of Neurology and the American Clinical Neurophysiology Society. Neurology, 1997. 49(1): p. 277–92.

E. S. Shearer, E. P. O'Sullivan, J. M. Hunter, An assessment of the Cerebrotrac 2500 for continuous monitoring of cerebral function in the intensive care unit. Anaesthesia, 1991. 46(9): p. 750–5.

P. M. Vespa, V. Nenov, M. R. Nuwer, Continuous EEG monitoring in the intensive care unit: early findings and clinical efficacy. J Clin Neurophysiol, 1999. 16(1): p. 1–13.

Einsatz in besonderen Situationen

J. Claassen, T. Baeumer, H. C. Hansen, Kontinuierliches EEG zum Monitoring auf der neurologischen Intensivstation Neue Einsatzmöglichkeiten und Nutzen für therapeutische Entscheidungen. Nervenarzt, 2000. 71(10): p. 813–21.

O. E. Knoblich, M. Gaab, Prognostic information from EEG and ICP monitoring after severe closed head injuries in the early post-traumatic phase. A clinical and experimental study. Acta Neurochir Suppl (Wien), 1979. 28(1): p. 58–62.

V. M. Synek, EEG abnormality grades and subdivisions of prognostic importance in traumatic and anoxic coma in adults. Clin Electroencephalogr, 1988. 19(3): p. 160–6.

P. M. Vespa, W. J. Boscardin, D. A. Hovda, D. L. McArthur, M. R. Nuwer, N. A. Martin, V. Nenov, T. C. Glenn, M. Bergsneider, D. F. Kelly, D. P. Becker, Early and persistent impaired percent alpha variability on continuous electroencephalography monitoring as predictive of poor outcome after traumatic brain injury. J Neurosurg, 2002. 97(1): p. 84–92.

13.5 Zerebrale Mikrodialyse

Indikation	primär: zerebrales Monitoring bei aneurysmatischen Subarachnoidalblutungen und schweren Schädel-Hirn-Trauma
	sekundär: Überwachung während zerebral-vaskulärer Eingriffe oder Tumorexstirpationen
Bewertung	Kein Routinemonitoring, wird hauptsächlich in Studien oder bei besonderen Situationen an Zentren angewendet
Messtechnik	Mikrodialyse, durch langsamen Fluss innerhalb des im Hirngewebe platzierten Katheters werden oxidative und nutritive Metaboliten extrahiert und kontinuierlich bestimmt

Durchführung	Platzierung des Katheters in der Regel intraoperativ, anschließend adaptierter Dialysatfluss und kont. Messung
Interpretation	Laktat/Pyruvat-Verhältnis > 25: erhebliche cerebrale Schädigung zu erwarten, ebenso bei erhöhtem Werten von Glutamat (> 30 µmol/l)
Fehler	Verstopfung des Katheters, zu langsamer/zu schneller Fluss

13.5.1 Indikation

Die zerebrale Mikrodialyse wird klinisch vor allem bei aneurysmatischen Subarachnoidalblutungen und bei schweren Schädel-Hirn-Traumata eingesetzt. Hier ist das Ziel, sekundäre Schädigungen im Umfeld der primären Schädigung frühzeitig zu erkennen, um dann gegensteuern zu können.

13.5.2 Bewertung

Die zerebrale Mikrodialyse ist sicherlich noch kein ubiquitär anzuwendendes Standardmonitorverfahren. Der apparative Aufbau macht in der Zwischenzeit jedoch eine problemlose bettseitige Messung und Analyse möglich, so dass dieses Verfahren an großen neurochirurgischen Zentren sicherlich routinemäßig angewendet wird. Es bleibt jedoch (im Vergleich zum Beispiel mit der ICP-Messung) ein Verfahren, welches nur an ausgewählten Patienten durchgeführt wird.

13.5.3 Messtechnik und Durchführung

Die Messsonde wird in der Nähe der Läsion im sogenannten Grenzgebiet zum Schaden entweder **per Bohrloch oder nach Schädelöffnung** eingebracht. Bei diffuser axonaler Schädigung ist das Zielgebiet die rechtsfrontale Hirnregion.

- Durch die äußere semipermeable Membran können kleinmolekulare Stoffe und Sauerstoff frei aus dem Interstitium der neuronalen Zellen in die Dialysatflüssigkeit diffundieren und es stellt sich ein Gleichgewicht ein.
- Die Dialysatflüssigkeit wird in einer Geschwindigkeit von ca. 0,3 µl/min (entspricht 18 µl/h) als kontinuierlicher Flüssigkeitstransport aus der Sonde in den Analyzer gepumpt (vgl. Abb. 69).

- Hier erfolgt die Messung von pO_2, pCO_2, Glukose, Pyruvat, Laktat und anderen Metaboliten. Die Genauigkeit wird als relative Recovery (RR) bezeichnet, sie hängt ab vom Dialysatfluss, der Porengröße, der Membrangesamtfläche sowie von den verschiedenen physikochemischen Eigenschaften der Substanzen.
- Die Entnahme und Analyse erfolgt halbautomatisch, es ist der Dialysatfluss regelhaft anzugleichen.

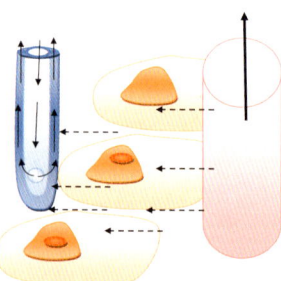

Abb. 69 Schematische Erläuterung der Funktionsweise des Mikrodialysekatheters: Der Sauerstofffluss vom Gefäß (rot) zu den Zellen beinhaltet die Durchquerung der interstitiellen Flüssigkeit. Hierin wird der Katheter (blau) mit einer semipermeablen Membran an der Außenhaut eingebracht. Durch Diffusion kommt es zum Konzentrationsausgleich zwischen dem Interstitium und der Dialysatflüssigkeit, welche dann nach außen abgeführt und analysiert wird.

13.5.4 Interpretation

Die entscheidenden Parameter sind das Laktat/Pyruvat-Verhältnis (Lactate-Pyruvate ratio, LPR) und die Glutamatkonzentration.

Beim LPR ist bei einer **Überschreitung des Schwellenwertes von 25** mit einer ausgeprägten sekundären Schädigung zu rechnen, die das Outcome erheblich negativ beeinflusst. Diese Erhöhung der LPR ist Ausdruck eines zunehmend anaeroben Stoffwechsels, der durch Laktatbildung und Pyruvatverbrauch gekennzeichnet ist. Die **erhöhte Glutamatkonzentration** rührt von einer Ausschüttung der exzitatorischen Aminosäure Glutamat aus der Nervenzelle bei Ischämie. Ist im weiteren Verlauf auch die Zellmembran ischämisch geschädigt, kommt es zu einem Abstrom von Glycerol aus der Zellmembran und damit zum Anstieg von Gylcerol. Die Normwerte für diese und weitere Metabolite sind in Tabelle 31 zusammengefasst. Sicherlich entscheidender für die Interpretation ist jedoch nicht der Einzelwert, sondern der Verlauf über die Zeit: LPR und Glycerol demonstrieren die Ab- oder Zunahme der anaeroben Glykolyse und die Desintegration der Zellmembran, an der Besserung der Werte kann ebenso auch der Interventionserfolg abgelesen werden.

Tab. 33   Normwerte wichtiger zerebraler Mikrodialyseparameter: angegeben wurden der Mittelwert und eine
Standardabweichung (jeweils in Klammern), nach Reinstrup et al. 2000

Glukose [mmol/l]	Laktat [mmol/l]	Pyruvat [mmol/l]	LPR	Glycerol [µmol/l]	Glutamat [µmol/l]
1,2 (0,6)	1,2 (0,6)	70 (24)	22 (6)	28 (16)	17 (12)

13.5.5   Fehler

Limitationen des Verfahrens sind die Invasivität: Zur Anlage ist ein neurochirurgischer Eingriff nötig mit den möglichen resultierenden Konsequenzen (insbesondere Blutung und Infektion). Weiterhin wird der Stoffwechsel nur in einem sehr kleinen (wenige Kubikmillimeter) Areal gemessen, liegt die Sondenspitze also zu nahe oder zu weit vom Schädigungsareal, so sind per se Messungen ohne klinische Relevanz zu erwarten. Auch die Flussgeschwindigkeit des Dialysats hat natürlich einen erheblichen Einfluss auf die Konzentration und ist damit eine potentielle Fehlerquelle.

> Der erfolgreiche Einsatz der Mikrodialyse ist an viele Faktoren sowohl bei Anlage als auch beim weiteren Einsatz gekoppelt, Normwerte sind nicht für alle Bereiche (im Gehirn) und alle Erkrankungen etabliert, so dass nur der individuelle Trend der Werte interpretiert werden sollte!

Relevante Literatur

Übersichten und spezielle technische Aspekte

M. Engstrom, A. Polito, P. Reinstrup, B. Romner, E. Ryding, U. Ungerstedt, C. H. Nordstrom, Intracerebral microdialysis in severe brain trauma: the importance of catheter location. J Neurosurg, 2005. 102(3): p. 460–9.

O. P. Gautschi, M. Seule, D. Cadosch, M. Land, J. Y. Fournier, G. Hildebrandt, Zerebrale Mikrodialyse-Möglichkeiten und Grenzen. Anasthesiol Intensivmed Notfallmed Schmerzther, 2009. 44(4): p. 268–74.

J. Hillman, P. Milos, Z. Q. Yu, F. Sjogren, C. Anderson, P. Mellergard, Intracerebral microdialysis in neurosurgical intensive care patients utilising catheters with different molecular cut-off (20 and 100 kD). Acta Neurochir (Wien), 2006. 148(3): p. 319–24; discussion 324.

M. A. Poca, J. Sahuquillo, A. Vilalta, J. de los Rios, A. Robles, L. Exposito, Percutaneous implantation of cerebral microdialysis catheters by twist-drill craniostomy in neurocritical patients: description of the technique and results of a feasibility study in 97 patients. J Neurotrauma, 2006. 23(10): p. 1510–7.

Besondere Klinische Implikationen

D. L. Brody, S. Magnoni, K. E. Schwetye, M. L. Spinner, T. J. Esparza, N. Stocchetti, G. J. Zipfel, D. M. Holtzman, Amyloid-beta dynamics correlate with neurological status in the injured human brain. Science, 2008. 321(5893): p. 1221-4.

N. Marklund, K. Blennow, H. Zetterberg, E. Ronne-Engstrom, P. Enblad, L. Hillered, Monitoring of brain interstitial total tau and beta amyloid proteins by microdialysis in patients with traumatic brain injury. J Neurosurg, 2009. 110(6): p. 1227-37.

S. M. Peerdeman, M. W. van Tulder, W. P. Vandertop, Cerebral microdialysis as a monitoring method in subarachnoid hemorrhage patients, and correlation with clinical events–a systematic review. J Neurol, 2003. 250(7): p. 797-805.

P. Reinstrup, N. Stahl, P. Mellergard, T. Uski, U. Ungerstedt, C. H. Nordstrom, Intracerebral microdialysis in clinical practice: baseline values for chemical markers during wakefulness, anesthesia, and neurosurgery. Neurosurgery, 2000. 47(3): p. 701-9.

K. Salci, P. Nilsson, T. Howells, E. Ronne-Engstrom, I. Piper, C. F. Contant, Jr., P. Enblad, Intracerebral microdialysis and intracranial compliance monitoring of patients with traumatic brain injury. J Clin Monit Comput, 2006. 20(1): p. 25-31.

III

Anhang

1 Berechnungstabellen

Basismonitoring des Intensivpatienten

Wert	Berechnung	Normwert (beim Erwachsenen)	Einheit
Herzfrequenz (HF)		50–100	1/min
Arterieller Blutdruck			
Arterieller Blutdruck, Systolisch (APsys, SAP)		80–140	mmHg
Arterieller Blutdruck, diastolisch (APdia, DAP)		50–90	mmHg
Arterieller Blutdruck, Mitteldruck (MAP)	$MAP = DAP + \frac{SAP - DAP}{3}$	70–105	mmHg
Periphere (arterielle) Sättigung (SaO$_2$)		> 92	%
Atemfrequenz (AF)		6–16	$\frac{1}{min}$
Wenn ein zentraler Venenkatheter mit zentraler Lage im Bereich der V.cava sup. vorhanden ist:			
Zentraler Venendruck (ZVD)/ rechtsatrialer Druck (RAP)		2–6	mmHg
Zentrale Sauerstoffsättigung (ScO$_2$)		70–80	%

Kenngrößen des erweiterten hämodynamischen Monitorings – von allen HZV-Messmethoden berechnet

Wert	Berechnung	Normwert (beim Erwachsenen)	Einheit
Herzminutenvolumen (HZV,CO)		4–8	$\dfrac{l}{min}$
Herzindex (HI, CI)	$HI = \dfrac{HZV}{KOF}$	3,0–5,0	$\dfrac{l}{min \times m^2}$
Schlagvolumen (SV)	$SV = \dfrac{HZV}{HF}$ oder $SV = EDV\text{-}ESV$	60–90	ml
Schlagvolumenindex (SI)	$SI = \dfrac{SV}{KOF}$	33–47	$\dfrac{ml / Schlag}{m^2}$
Systemvaskulärer Widerstand (SVR)	$SVR = \dfrac{(MAP-ZVD) \times 80}{HZV}$	900–1400	$\dfrac{dyn \times s}{cm^5}$
Systemvaskulärer Gefäßwiderstandsindex (SVRI)	$SVRI = \dfrac{SVR}{KOF}$	1200–2000	$\dfrac{dyn \times s}{cm^5 \times m^2}$
Linkskardiale Arbeit (LCW)	$LCW = HI \times MAP \times 0,0144$	3,4–4,2	$\dfrac{kg \times m}{m^2}$

Spezifische weitere Flüssigkeitsparameter, die bei der PiCCO-Methode bestimmt werden

Wert	Berechnung	Normwert (beim Erwachsenen)	Einheit
Intrathorakaler Blutvolumenindex (ITBVI)		850–1000	$\dfrac{ml}{m^2}$
Extravaskulärer Lungenwasserindex (EVLWI)		3,0–7,0	$\dfrac{ml}{kg}$
Pulmonalvaskulärer Permeabilitätsindex (PVPI)	$PVPI = \dfrac{EVLW}{PBV}$	1,0–3,0	–
Globaler enddiastolischer Volumenindex (GEDVI)		680–800	$\dfrac{ml}{m^2}$
Arterielle Druckanstiegsgeschwindigkeit (dPmx)		noch nicht evaluiert, Verlauf relevant	$\dfrac{mmHg}{s}$
Schlagvolumenvariation (SVV)		< 10	%
Pulsdruckvariation (PPV)		< 10	%

Spezifische Messgrößen des PAK/Vigilance® PAK

Standard – PAK			
Wert	**Berechnung**	**Normwert (beim Erwachsenen)**	**Einheit**
Rechtsventrikulärer Blutdruck Systolisch (RV$_{sys}$)		15–25	mmHg
Diastolisch (RV$_{dia}$)		0–8	mmHg
Pulmonalarterieller Blutdruck Systolisch (PAPsys)		15–32	mmHg
Diastolisch (PAPdia)		4–15	mmHg
Mitteldruck (MPAP)	$MPAP = PAP_{dia} + \dfrac{PAP_{sys} - PAP_{dia}}{3}$	10–20	mmHg
Pulmonaler Verschlussdruck auch Wedge Druck (PCWP)		5–12	mmHg
Pulmonaler Gefäßwiderstand (PVR)	$PVR = \dfrac{(MPAP - PCWP) \times 80}{HZV}$	150–250	$\dfrac{dyn \times s}{cm^5}$
Gemischt venöse Sättigung		65–75	%
Linksventrikulärer Schlagarbeitsindex (LVSWI)	$LVSWI = SVI\,(MAP - PCWP) \times 0{,}0136$	50–62	$\dfrac{g \times m}{\frac{Schlag}{m^2}}$
Rechtsventrikulärer Schlagarbeitsindex (RVSWI)	$RVSWI = SVI\,(MPAP - RAP) \times 0{,}0136$	5–10	$\dfrac{g \times m}{\frac{Schlag}{m^2}}$
Rechtskardiale Arbeit (RCW)	$RCW = CI \times MPAP \times 0{,}0144$	0–1,2	$\dfrac{kg \times m}{m^2}$

Zusätzlich bestimmt beim Vigilance®-PAK			
Wert	**Berechnung**	**Normwert** (beim Erwachsenen)	**Einheit**
Rechtsventrikuläre Ejektionsfraktion (RVEF)	$RVEF = \dfrac{SV}{EDV}$	40–60	%
Rechtsventrikuläres enddiastolisches Volumen (RVEDV)	$RVEDV = \dfrac{SV}{RVEF}$	100–160	ml
Rechtsventrikulärer enddiastolischer Volumenindex (RVEDVI)	$RVEDVI = \dfrac{SV}{RVEF \times KOF}$	60–100	$\dfrac{ml}{m^2}$
Rechtsventrikuläres endsystolisches Volumen (RVESV)	$RVESV = RVEDV{-}SV$	50–100	ml
Rechtsventrikulärer endsystolischer Volumenindex (RVESVI)	$RVESVI = \dfrac{RVEDV - SV}{KOF}$	30–60	$\dfrac{ml}{m^2}$

Berechnungen zu Sauerstoffaufnahme, -transport und -verbrauch

Wert	**Berechnung**	**Normwert** (beim Erwachsenen)	**Einheit**
Arteriell-alveolarer Sauerstoffgradient (AaDO$_2$)	$AaDO_2 = PAO_2 - PaO_2 =$ $FiO_2 \times (pAtm - pH_2O) - \dfrac{PaCO_2}{RQ} - PaO_2$	nach Alter und FiO$_2$: 7–14 (FiO$_2$:21 %) 25–65 (FiO$_2$:100 %)	mmHg
Sauerstoffextraktionsrate (O$_2$ER)	$O_2ER = \dfrac{CaO_2 - CvO_2}{CaO_2} \times 100$	22–30	%
Sauerstoffextraktionsindex (O$_2$EI)	$O_2EI = \dfrac{SaO_2 - SvO_2}{SaO_2} \times 100$	22–30	%
Sauerstoffgehalt, arteriell (CaO$_2$)	$CaO_2 = 1{,}34 \dfrac{ml}{g\,Hb}$ $\times Hb \times SaO_2 + 0{,}003 \times PaO_2$	18–21	$\dfrac{ml}{100\ ml\ Blut}$
Sauerstoffgehalt, venös (CvO$_2$)	$CvO_2 = 1{,}34 \dfrac{ml}{g\,Hb}$ $\times Hb \times SvO_2 + 0{,}003 \times PaO_2$	15	$\dfrac{ml}{100\ ml\ Blut}$
Arterio-venöse Sauerstoffdifferenz (Ca-v)	$Ca\text{-}v = CaO_2 - CvO_2$	< 5	$\dfrac{ml}{100\ ml\ Blut}$
Sauerstoffangebot (DO$_2$)	$DO_2 = CaO_2 \times HZV \times 10$	1000	$\dfrac{ml}{min}$
Sauerstoffverbrauch (VO$_2$)	$VO_2 = (CaO_2 - CvO_2) \times HZV \times 10$	250	$\dfrac{ml}{min}$

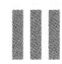

Wert	Berechnung	Normwert (beim Erwachsenen)	Einheit
Horowitz-Quotient	PaO_2 / FiO_2	> 450, altersabhängig	mmHg
Vereinfachte Shuntberechnungsformel (Voraussetzung: FiO_2:100 %):	$Shunt = \left(\dfrac{100 - SaO_2}{100 - S\bar{v}O_2}\right) \times 100$	< 5	%

Zerebrales Monitoring: relevante Parameter

Wert	Berechnung	Normwert (beim Erwachsenen)	Einheit
Intrakranieller Druck (ICP)		< 20	mmHg
Zerebraler Perfusionsdruck (CPP)	CPP=MAP-ICP	> 60	mmHg
Jugularvenöse Sättigung ($SjvO_2$)		> 50	%
BIS-Index-Ziel Narkose (BIS)		45–60	
Zerebrale Mikrodialyseparameter [nur eingeschränkt zu verwerten, individuellen Trend nutzen!]			
Glukose		0,6–1,8	mmol/l
Laktat		0,6–1,8	mmol/l
Pyruvat		46–94	mmol/l
LPR		16–28	
Glycerol		12–44	µmol/l
Glutamat		5–29	µmol/l

Abdominelles Monitoring: relevante Parameter

Wert	Berechnung	Normwert (beim Erwachs.)	Einheit
Intraabdomineller Druck (IAP)		< 12	mmHg
Intraabdominelle Hypertension (IAH)			
Grad I		12–15	mmHg
Grad II		16–20	mmHg
Grad III		21–25	mmHg
Grad IV		> 25	mmHg
LiMON®			
ICG-PDR		> 16	%/min
R15		0–10	%

2 FAQs – Typische Probleme und deren Lösung

Der Patient hat eine obere Einflussstauung durch ein Lymphom/multiple Thrombosen, welches HZV-Monitoring nutze ich?

Hier bietet sich primär das Vigileo als das noch am weitesten verbreitete kontinuierliche Verfahren an. Für das PiCCO®-System wurde zwar auch eine Validierungsstudie mit einer femoralen Applikation durchgeführt, aber hier ist die Datenlage eher kritisch zu sehen. Falls man sich für das PiCCO® entscheidet, sollte man die maximale Bolusmenge von 20 ml kalter Kochsalzlösung verwenden. Von den nichtkontinuierlichen bzw. nicht so weit verbreiteten Verfahren kommen alle in Betracht (LiDCO®, Oesophagusdoppler, USCOM®).

Einzig der PAK ist hier NICHT anzuwenden (außer man versucht ihn von femoral einzuschwemmen, das erfordert aber einen speziellen Katheter (Länge) und eine Durchleuchtung)!

Ein Patient ist im schweren nichtkardialen Schock mit ausgeprägter Hypotonie, wo lege ich meinen ZVK?

Zunächst sei die Gegenfrage erlaubt: Warum muss es ein ZVK sein: zwei größere periphere Zugänge sind für die initiale Flüssigkeitssubstitution in aller Regel mehr als ausreichend, bei ausreichendem Fluss (> 200 ml/h) können hier vorübergehend sogar niedrig dosiert Katecholamine (Dopamin, Noradrenalin) verabreicht werden. Sollte es doch ein ZVK sein, so empfiehlt sich bei diesen Patienten in aller Regel der femorale Zugang, da hier auch beim nicht so geübten Anleger die wenigsten Gefahren drohen (sieht man von der arteriellen Fehlpunktion ab). Bei entsprechender Erfahrung mit dem subclaviculären Zugang, so wäre diese Lokalisation die erste Wahl. Wenn man große Flüssigkeitsmengen substituieren will, so sollte ggf. ein Sheldon-Katheter anstatt des eigentlichen ZVK gelegt werden.

Der Patient ist mit einer aortalen Gegenpulsation versorgt, welche Methode soll zur HZV-Messung gewählt werden?

Hier kommt einzig ein Pulmonalarterienkatheter in Betracht (entweder als konventioneller PAK oder als Vigilance®-PAK), da hier primär nur die Pumpleistung des rechten Herzens ohne Pulskonturanalyse beurteilt wird. Alle Verfahren, die in irgendeiner Weise die Pulskurve nutzen oder den Fluss in der Aorta messen, sind hier nicht zu benutzen.

Ich habe PiCCO® gemessen und bekomme widersprüchliche Werte: SVV ist hoch, GED ist auch hoch und EVLWI ist niedrig, was soll ich jetzt machen, wem soll ich glauben?

Zunächst sollte man sich sicher sein, dass die Messung tatsächlich technisch einwandfrei war, daher lieber nochmals messen, als sich auf potentiell falsche Werte verlassen. Sind die Werte jedoch korrekt, so stellt sich die Frage: wie „schlecht" ist der Patient respiratorisch, könnte eine geringe Menge (250 ml) Kochsalzlösung/anderes Kristalloid ihn in ein nicht beherrschbares Pumpversagen/Lungenödem treiben? Antwortet man hier mit ja, dann muss man Flüssigkeit ziehen! Antwortet man mit „eher nein", dann führe man einen Flüssigkeitsbolustest durch und richte sich nach dem Ergebnis!

Der ZVD meines Patienten ist 15 mmHg, benötigt er mehr oder weniger Flüssigkeit?

Der ZVD ist ein sehr schlechter Parameter zur Beurteilung der Flüssigkeitsreagibilität (vgl. Kap. I 6.1), hier ist die Klinik führend: besteht bereits Atemnot mit feuchten RGs, ist die periphere Sauerstoffsättigung niedrig etc. Im Zweifel sollte eine HZV/SV-Messung durchgeführt werden und ein Flüssigkeitsbolustest die Antwort auf die Frage erbringen. Ist keine HZV-Messung möglich/erwünscht, so kann mit dem „passive-leg-raising-test" und der Beobachtung von Herzfrequenz und Blutdruckänderung die Flüssigkeitssituation ausreichend abgeschätzt werden (starkes Absinken der HF bzw. Anstieg des RR: Weiterhin positive Flüssigkeitsbilanz anstreben).

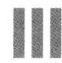

Mein Patient hat eine CVVH über einen Sheldon in der rechten V. jugularis, stört das meine HZV-Messung?

Vor allem bei hohem Dialysatfluss und nicht eingeschalteter Heizung der CVVH kann es zu einem signifikanten Abfall der zentralen Bluttemperatur kommen, so dass sich gerade bei hohen Blutflüssen (> 200 ml/min) falsche Messungen bei allen Thermodilutionsverfahren ergeben können. Problemlos funktionieren hier USCOM® und Vigileo®.

Gibt es Medikamente, die meine Leberfunktionsmessung beeinträchtigen?

Ganz besonders zurückhaltend sollte man sein bei stark im sichtbaren Licht gefärbten Lösungen, wie z.B. Rifampicin iv. etc.

Der externe Monitor meiner HZV-Messung funktioniert nicht, was soll ich tun?

Hierfür wurde bei jedem besprochenem HZV-Monitor in diesem Buch eine Anleitung möglicher Fehlerquellen mit einbezogen. Grundsätzlich hilft es, sich den theoretischen Ablauf der technischen Messung zu vergegenwärtigen um dann von Beginn der Messung an alle Kabel zu testen.